王小云 著

女人气血养生书

吃出好气色，轻松治百病

U0263867

SPM 南方出版传媒

广东科技出版社 | 全国优秀出版社

广州·

图书在版编目（CIP）数据

女人气血养生书：吃出好气色，轻松治百病 / 王小云
著. —广州：广东科技出版社，2020.3
ISBN 978-7-5359-7125-8

Ⅰ．①女… Ⅱ．①王… Ⅲ．①女性—补气（中医）—养
生（中医）②女性—补血—养生（中医）　Ⅳ．①R212

中国版本图书馆CIP数据核字（2019）第115766号

女人气血养生书：吃出好气色，轻松治百病
Nüren Qixue Yangshengshu: Chichu Haoqise，Qingsong Zhibaibing

出 版 人：朱文清
责任编辑：杨敏珊　吕　健
封面设计：林少娟
责任校对：谭　曦　李云柯
责任印制：彭海波
出版发行：广东科技出版社
　　　　　（广州市环市东路水荫路11号　邮政编码：510075）
销售热线：020-37592148 / 37607413
http://www.gdstp.com.cn
E-mail: gdkjzbb@gdstp.com.cn（编务室）
经　　销：广东新华发行集团股份有限公司
印　　刷：佛山市浩文彩色印刷有限公司
　　　　　（佛山市南海区狮山科技工业园A区　邮政编码：528225）
规　　格：787mm×1 092mm　1/16　印张14.75　字数300千
版　　次：2020年3月第1版
　　　　　2020年3月第1次印刷
定　　价：39.80元

如发现因印装质量问题影响阅读，请与广东科技出版社印制室联系调换（电话：020-37607272）。

主　　编：王小云

副主编：曹晓静　刘　建

　　　　朱静妍　黄梓燕

编　　委：黄旭春　成芳平　黎霄羽

　　　　冯　璇　刘　建　王吉菊

　　　　曹晓静　朱静妍　王小云

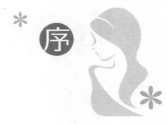

中医妇科主任告诉你：
每个女人都可以学会的调理方法

　　美丽是每个女人的梦想，也是每个女人一生的追求。

　　年轻的女人天生丽质，生机勃勃，但随着岁月的推移，时间在女人的皮肤上、生理上慢慢地刻上记号。于是，美丽的容颜不再，蓬勃的朝气不再，青春不再。为此，不惜代价地美容、涂抹护肤品、使用保健品成为女人挽留青春和美丽的不懈追求。曾听说一句话，女人终生把自己的脸当作试验田，任凭各种化学物品的侵蚀。然而，这种靠外在的替代、补充究竟能圆几个女人青春永驻的梦想？

　　美丽是建立在健康的基础上的，而健康则是人的机体正常运转的表现，中医说"以内养外"意思就是，美丽要从"内"做起。

　　近些年，随着祖国医学的发展和中医养生的普及，人们的养生保健意识不断加强，相关宫廷或祖传的"秘方"蜂拥而至。可是，对于不懂医学原理的大众来说，很难判断自己的身体该怎样调理，认为只有进补才能把身体养好，千人一方盲目服用，又把自己的身体当作试验田，甚至付出惨痛的代价。

因此，要想获得健康首先要了解自己的体质状况，补养调理因人而异，不能亦步亦趋。

健康美丽是一场持久战，女人一生应把握住关键的几个拐点：月经的初潮、孕期、产期、更年期。顺应身体的变化，及时调理，及时修正，把一些隐患消除在萌芽之中，使身体一直处于正常的状态，疾病就会无隙可乘。

人的体质先天有异，不同的体质会通过不同的病症表现出来，对于有弱项的部分后天纠正未必不是一个好办法。只要对自己的身体了如指掌，驾驭健康才能轻车熟路。

本书作为女性的保健书籍，是作者根据多年的中医妇科临床经验并在查阅大量中医养生方面的原始材料的基础上编写的，对女性几个特殊时期的饮食调理、注意事项、保健方法等做了仔细的介绍，提供给各位女性朋友一些通俗易懂、简单好学的饮食保健方法，希望能够帮助各位女性朋友们保持健康，保存容颜，保持活力。

由于编者水平有限，本书中仍有不足之处，希望大家在阅读后提出宝贵意见。

最后，祝愿各位女性朋友们青春永驻，健康常在。

王小云

CONTENTS

目录

PART **7** 只要会调理，好"孕"自然来 / 178

PART **8** 身心同调，顺利度过更年期 / 195

PART 1

基础调理，
轻松养出好气色

《红楼梦》中有一句流传甚广的话："女儿是水做的骨肉。"如果这是一汪清泉，固然美好，若不慎被浊物污染，被寒冷冻结就失去原有的风采和美丽。如果一位美丽的女子脐下三寸被寒气、湿热、淤血等困扰，那面部的光泽与华彩也很难保留，不健康的脸色是多少高级化妆品也遮不住的。现在，就来讲讲保持女性美丽健康的养生保健方法，不过在这之前，先讲讲女性的生理情况，了解一下哪些是构成我们美丽健康的基本条件。

✳ 想要脸色好，补血养血是关键

中医有一句古话，"女子以血为用"，就是说"血"对女人是至关重要的。女人的月经、怀孕、分娩和哺乳等都需要消耗精血，所以补血养血是女人一生的大工程，血液健康了，才能身体健康脸色好。这里的血液健康包括两个方面，第一方面是血的生成要正常，中医认为，血即血液，由饮食物经过人体的消化吸收生成。第二方面是血的运行功能要正常，血是在气推动下循环于血管之中，流注于身体的各个部分，不仅是维持女性生理功能正常的重要物质，更是濡养、滋润妇女美丽的源泉，想要脸色好，补血养血的确是关键。血的生成或运行异常都会在女性的脸色上反映出来，或苍白或萎黄或黧黑，下面讲一讲血出现异常的时候如何调理。

◎ 血虚容易出现脸色苍白

小朵是个出色的大学生，今年23岁，青春年少，如花似玉，刚到单位工作，面如桃花，红粉菲菲，大家称赞小朵是个大美女，人见人爱。但最近大家觉得小朵脸色没有以前那么红润光泽，比较苍白。小朵自己也感到容易身体疲劳，有时会头晕，经常忘事，到医院检查，医生说小朵是因为月经过多，没有及时调理，血虚所致。

　　血虚简单来说就是血液不足，不能够滋养人体。内脏得不到足够的血液就像汽车缺少油一样动力不足，脸部失去血液的濡养就像花儿失去养料一样没有了光泽。如果女性面色萎黄或苍白，不红润，没有光泽，嘴唇、指甲苍白，就有可能是血虚了。血虚的女性，通常会表现头晕眼花、眼睛干涩、心跳心慌、睡眠不安、容易忘事、大便干燥。

方1 双红瘦肉汤

- **材料**：大红枣10个，花生衣15克（或带有花生衣的花生80克），猪瘦肉400克，生姜3片。

- **制作**：各种材料洗净。大红枣去核。所有材料放入瓦煲内，加水10碗，武火煮沸后，改文火煮2小时，下盐便可。

- **食用方法**：月经后，随三餐食用。冬季食用，可改善手脚冰凉的状况。

- **中医详解**：大红枣有健脾养血的功效；花生衣有很好的补血止血的作用，两者合用，可以改善脸色萎黄的状况，使脸色红润、有光泽。

方2 牛肉补血养颜汤

- **材料**：牛肉500克，红豆50克，枸杞子15克，淡牛奶250毫升，陈皮10克，生姜3片。

- **制作**：各种材料洗净，牛肉氽水。除淡牛奶外，所有材料放入瓦煲内，加水9碗，武火煮沸后，改文火煮2小时。加淡牛奶煮至微沸，下盐便可。

- **食用方法**：月经前后3天及月经期食用，每天1次。

● **中医详解**：牛肉含有丰富的蛋白质，有很强的补血功效，能够滋养脾胃；红豆性平无毒，有化湿的功效；陈皮可以疏肝理气，恢复脾胃正常功能；枸杞子滋补肝肾，延缓衰老。此款药膳不仅可以养血还可以滋阴，对于血虚导致的大便干燥，月经失调有很好的改善作用。

保养小贴士：
　　牛肉肌肉纤维比较粗不容易消化，因此消化能力弱的女性不宜多吃。

方3 **木耳桂圆冰糖饮**

● **材料**：黑木耳30克，桂圆肉10粒，冰糖20克。

● **制作**：黑木耳泡发，洗净，撕成小朵。桂圆肉洗净。黑木耳、桂圆肉放入炖盅内，加凉开水2碗，盖上盖，炖1.5小时，加冰糖，再炖15分钟即可。

● **食用方法**：平时随三餐食用。

● **中医详解**：中医认为黑木耳有益气补血的功效。据记载，早在汉代，黑木耳就被医家用作补血的良药了；桂圆能补血安神。此款甜品可以养血安神，适用于因血虚导致的心悸、失眠多梦，睡觉前2小时食用效果更佳。

> **中医小妙招**
>
> 补血灸神阙
>
> 　　用2寸的艾炷，放进灸盒内，点燃后放在神阙穴（肚脐），艾灸20分钟，每天1次。有助于温阳气血，改善血虚各症，消除疲劳。

血热容易面部皮肤粗糙

　　思思原来是人人都夸的大美女，这段时间面部的鼻翼周围出明显的红色斑块，而且鼻头皮肤变得很粗糙，她男朋友说她酒糟鼻，使思思万般痛苦，一改往日活泼开朗的心情，整天在房间闷闷不乐，不敢出去见人，上班也戴个大口罩，怕被大家看到说她变丑了。春节放假思思赶快买了车票回老家，回家后见到了初中的同学小敏，小敏是省城的某间中医院的医生，思思将自己的苦恼告诉了同学，老同学了解情况并检查后说不碍事，这是思思不节制饮食，吃了许多辛辣食物，引起血中积热所致。

血热的女性常常表现为皮肤潮红，面部皮肤粗糙、油脂较多，痤疮，心烦易怒，手脚心很热，大便秘结不畅，月经周期提前，月经量多等不适表现。

方1 茅根炖鸭肉

材料： 白茅根15克，鸭肉250克，荸荠（马蹄）10个。

制作： 白茅根洗净，荸荠去皮洗净，鸭肉洗净焯水，所有材料放入锅中，加水10碗，武火煮开后文火煮2小时，下盐便可。

食用方法： 平日随餐食用。

中医详解： 白茅根凉血止血，清热生津；荸荠肉质洁白，味甜多汁，清脆可口，自古有"地下雪梨"之美誉，北方人视之为"江南人参"，有生津润肺、凉血、消食除胀的作用；而鸭肉性凉适合体内有热的朋友食用。这款药膳适合心烦、容易发怒、痤疮颜色红的女性。

方2 桑葚麦冬膏

材料： 桑葚250克，麦冬50克，蜂蜜50克。

制作： 桑葚与麦冬洗净后，加水5碗，武火煮开后文火煎至2碗，去渣取汁，调入适当蜂蜜即可。

食用方法： 平日随餐食用。

中医详解：早在两千多年前，桑葚已是中国皇帝御用的补品，常吃桑葚能显著提高人体免疫力，具有延缓衰老、美容养颜的功效；麦冬清热润肺；蜂蜜滋润解毒。这款药膳适合手脚心觉得发热、便秘的女性。

方3 小蓟炖猪瘦肉

材料：小蓟100克，猪瘦肉250克。

制作：猪瘦肉洗净切块，与小蓟一同放入瓦罐煲中，加水10碗，武火煮沸后文火炖煮1.5小时至肉烂，下盐便可。

食用方法：平日随餐食用。

中医详解：小蓟具有凉血止血、清热消肿之功。这款药膳适合血热导致的月经量大，排卵期出血的女性。

中医小妙招

苦瓜贴清热美容

晚上睡觉前饮水150毫升，然后清洁面部皮肤。将苦瓜洗净，取下苦瓜青皮，切成约0.5毫米厚的瓜片，贴在潮红或粗糙的皮肤上 20~30分钟，每天1次。注意，取下苦瓜皮后不要再洗脸，可涂抹适量护肤品后睡觉；皮肤调理期间尽量不要熬夜，以免影响护肤效果。

血寒面色青暗

青青28岁，自从分配到学校任教以来，大家都说她脸色不好，发青发暗，看上去老是没精打采，大热的天别人都穿短袖衣服，她还要穿外套。大家议论说这姑娘怎么年纪轻轻的脸色就这么差，病快快的，是不是有什么病？热心肠的陈大姐趁周末硬拉着青青到医院看病。医生做了检查，告诉陈大姐，青青确实得了病，但是病不重，只是因为感受寒气太重所致。

平时喜欢冷饮，或天气转凉不及时增衣保暖，或住地寒湿，寒气侵入身体，寒邪凝滞气血，会引起血液运行不通畅，容易有血寒的状况。她们常常面色青暗，手足冰凉，小肚子怕冷，唇色紫暗，经行腰腹冷痛，月经周期推后，经血紫暗，甚至宫寒不孕。

方1 良姜牛肉羹

材料：高良姜10克，桂皮3克，牛肉100克。

制作：高良姜洗净切片，同桂皮装入布包，牛肉切末，所有材料一起放入锅中，加水6碗，煮40分钟，去布包，放入适量盐、胡椒粉调味，勾芡即可。

食用方法：随餐食用。

中医详解：高良姜散寒止痛；肉桂温肾；牛肉性温补益气血。此羹能够温阳散寒，适用于格外怕冷，手脚暖不热的女性，尤其适合冬季食用。注意，有痤疮、发热、咽痛、大便秘结的女性不宜食用。

方2 生姜红枣茶

材料：红枣5枚，生姜2片，红糖适量。

制作：红枣洗净去核，与生姜一起放入锅中，加水2碗，武火煮开后改文火煎煮至1碗，加入红糖即可。

食用方法：早餐或午餐食用。

中医详解：红枣补气养血，但是味甜滋腻，容易影响消化，加入辛辣的生姜，不仅能够补阳气，散寒气，还能推动脾胃的运动，两者相得益彰。注意，晚餐不宜饮用；睡眠多梦、容易口腔溃疡、大便秘结者不宜饮用。

方3 当归生姜羊肉汤

材料：羊肉250克，当归15克，生姜20克，小茴香适量。

制作：当归、生姜洗净放入布包中。羊肉沸水焯后，过凉水，洗净切块，与布包一同放入瓦罐煲中，加入小茴香及水10碗，武火煮沸后改文火煮2小时至肉烂，加盐即可。

🥣 **食用方法**：早餐或午餐食用。

🫖 **中医详解**：当归生姜羊肉汤是沿用了上千年的中医名方，这一道驱寒的药膳非常简单，只有当归、生姜、羊肉三味。当归是中医用得很广泛的一味药，性质偏温，有补血活血的功效；生姜不仅能够调味，更能温中散寒，发汗解表；羊肉性质温而不燥，能够温中补虚，益气养血。因此这三味合起来就有温中补血、驱寒止痛的作用。适用于手足或腰背冰凉，脸色青白，唇色紫暗，月经周期往后推的女性。

中医小妙招

艾灸驱寒又暖宫

　取艾条2支，燃烧后灸2个腰眼部位，每次20分钟，然后再灸双涌泉穴位，每次10分钟，每天1次，连续艾灸7~10天为1个疗程。

🌿 血瘀面色晦暗

　　小梅高中开始就出现了痛经，当时疼痛不是很明显，不影响学习。后来痛经越来越明显，尤其是工作之后痛经严重影响了她的工作，有时要吃止痛药才能缓解。现在脸色也没之前那么好了，比较暗沉。她非常惧怕每月如期的那几天，让她感到非常痛苦。到医院检查后，医生说她卵巢子宫内膜囊肿，主要是由于血瘀所引起的。

　　血瘀是血液运行迟缓和不流畅造成的，血液运行不畅就会形成瘀血。受寒、气郁可以造成瘀血的形成。对于女性朋友来说，血瘀对身体影响也非常大。瘀血停留在哪里，哪里就会出现问题：停留在卵巢，就会出现卵巢肿瘤；停留在子宫，就会出现子宫肌瘤、子宫内膜异位症、异位妊娠等。体内有瘀血的女性常常脸色较暗、皮肤粗糙、面部暗斑、嘴唇颜色发暗、痛经，或腹部包块、月经色黯、夹杂血块。

方1 田七煲乌鸡

材料： 乌鸡1只，田七10克，当归10克。

制作： 先将鸡放入开水中，高火煮3分钟，取出洗净，再将鸡、田七、当归一起放入锅中，加水10碗，武火煮开后改文火煮1小时，下盐便可。

食用方法： 随三餐食用。

中医详解： 田七有活血去瘀，生新血的作用；当归补血活血；乌鸡有很好益气补血的作用。这款汤品将活血与补血融合在一起，活血而不伤正气，祛瘀而有助养颜。适合于脸上出现暗斑或者痘痘印不容易消除的女性，但经量较多的女性月经期应暂停食用。

方2 川芎青皮粥

材料： 川芎5克，青皮10克，粳米150克。

制作： 川芎与青皮洗净后切碎放入锅中，加入2碗水浓煎至半碗，去渣取汁待用。粳米洗净，放入砂锅，加水6碗，煮成稠粥，兑入川芎青皮浓煎汁，拌匀后继续煮沸，即可。

食用方法： 随三餐食用。

中医详解： 川芎有浓烈的香气，能够通行全身血脉，上行到头，下行到子宫，因此有很好的活血化瘀的作用，而且还能行气帮助血液运行，加强了活血化瘀的作用。这款粥配合疏肝理气的青皮，有很好的理气活血的作用。适用于痛经、经前或经期容易发脾气的女性。

方3　益母草蜜饮

材料：益母草50克，蜂蜜适量。

制作：将益母草洗净，晾干后切碎，放入砂锅，煎两次，每次加水4碗，煎至2碗，过滤后，两次煎汁合并后，继续浓煎至2碗，待药汁稍凉调入蜂蜜即可，每次可取一茶匙，温水调匀饮用。

食用方法：随三餐食用。

中医详解：益母草能够活血、祛瘀、调经，尤其适用于面部痤疮的女性。《本草拾遗》中说："（益母草）令人光泽，除粉刺。"值得注意的是，现代研究证明，益母草煎剂对子宫有兴奋作用，因此孕妇忌食。

中医小妙招

按摩小腹

　　按摩方法：来月经前1周，用双手相叠置于小腹中间，紧压腹部，慢慢按摩腹部，以10次/分钟左右的频率进行，直至小腹内有热感为宜。共操作5分钟。平时少吃寒凉生冷的食物，保持心情愉悦，以免影响疗效。

养肝养出好心情

中国古代医家叶天士在《临证指南医案》中提出"女子以肝为先天"，说明"肝"对女人是非常重要的。肝可以贮藏血液、调节血量。另一位医家王冰注解《黄帝内经》中指出："肝藏血，心行之，人动则血运于诸经，人静则血归于肝脏。"意思就是，人体活动的时候，肝收藏的血液，通过心脏的跳动输送到全身，当人休息安静的时候，多余的血液会回到肝脏。

肝的功能失调常会出现肝气郁结、肝郁化火、肝血亏虚及肝阳上亢等多种表现。

肝气郁结

小李大学毕业后就在一家不错的上市公司工作，她一直很努力、上进，与公司同事相处挺融洽，自己业绩也挺不错，并且多次被评为优秀员工。然而在今年经理选拔当中却没有提拔她。小李抱怨同一个工作组的小徐抢了她的经理岗位，不满情绪非常明显。此后，她经常和同事产生矛盾。近几个月乳房胀痛，月经量比以前减少，睡眠质量差。向医生咨询后才发现是由于肝气郁结引起的。

女性心思细密，容易由于情志变化引起情志抑郁。肝气郁结多表现为情绪急躁易怒，容易叹气，月经来潮前乳房胀痛，或胸胁胀痛，或咽部异物感，或颈部生瘿瘤，或胁下肿块，食欲减退，月经不调甚至闭经，长时间情志抑郁引发肝气郁结的妇女容易在面部出现散在的细碎黄褐斑，影响面容。

方1　双花茶

材料： 茉莉花5克，素馨花10克，冰糖适量。

制作： 茉莉花、素馨花用沸水冲泡，可加入适量冰糖调味。

食用方法： 上午代茶饮用。

中医详解： 茉莉花疏肝理气和胃；素馨花疏肝解郁。该花类药性质轻容易升浮，疏肝而不伤阴，适合面部散在有小斑点的女性坚持饮用，有助于消斑美容。

方2　合欢白芍煎

材料： 合欢皮10克，白芍15克，冰糖适量。

制作： 先将合欢皮和白芍用清水洗干净，加水4碗，武火煮沸后改火煮30分钟，煎后去渣，加适量冰糖，代茶频频饮用。

食用方法： 平日代茶饮用。

中医详解： 白芍养阴柔肝；合欢皮疏肝安神。这两味合在一起用能够养肝解郁安神。适用于情绪容易波动、睡眠不安稳的女性饮用。

方3　橘叶陈皮茶

材料： 橘叶20克，陈皮10克，冰糖适量。

制作： 将橘叶与陈皮洗净，切丝，放入砂锅，加水5碗，中火煎煮20分钟，调入冰糖后，频频代茶饮。

食用方法： 平日代茶饮用。

中医详解： 橘叶能够疏肝理气，行气消痰，降肝气。陈皮理气健脾。此茶适合月经不调、食欲减退的女性饮用。

中医小妙招

拍打足少阴神经

按摩方法：来月经前一周，双手按在两侧小腹部，轻轻拍打，至腹部发热。不要往返擦动，方向要一致，以温热为度，共操作10分钟，每天一次。尽量保持良好的心情，陶冶性情。

🍂 肝血亏虚

近几个月，王阿姨月经突然很少，颜色也比较淡，来月经时还经常容易头晕。平时看东西模糊不清，有时候还耳鸣，稍微坐久一点就容易手脚麻，胃口也不是很好，并且容易口干，晚上睡觉也不是很好，王阿姨担心自己是不是得了糖尿病，到医院做了一些检查之后，医生告诉她这是肝血亏虚引起的。

肝血亏虚，主要是肝脏血不足，会出现面色以及指甲颜色苍白无华，头晕耳鸣，眼睛干涩，视物昏花，肢体麻木，关节拘急不利，梦多，月经量少，色淡甚至闭经。

方1 滋血粥

- **材料**：熟地15克，乌豆衣10克，粳米100克，红糖适量。
- **制作**：先将熟地、乌豆衣加水适量，煎成药汁，去渣取汁，放入粳米煮成粥，调入适量红糖即可。
- **食用方法**：早餐或午餐食用。
- **中医详解**：乌豆衣养血柔肝，缓中敛阴；熟地补血，滋养肝肾，养血止痛，润肠通便。两味合用适用于肝血亏虚引致的诸症。感冒及其他外感疾病时暂时停止食用。

方2 归芪鸡

- **材料**：母鸡1只，黄芪15克，当归3克。
- **制作**：母鸡去毛，剖开洗净，开水焯后，过凉水洗净。黄芪、当归洗净放入药包。母鸡与药包共同放入锅中，加水10碗，武火煮沸后，改文火煮2小时，下盐便可。
- **食用方法**：随三餐食用。

中医详解： 黄芪与当归按5：1的比例配伍是中医一个常用的补血方剂，加入母鸡做成药膳，则有很好的益气补血的功效。

方3 莲子桂圆肉粥

材料： 莲子20克，桂圆肉15克，糯米30克。

制作： 莲子、桂圆肉、糯米洗净，所有材料放入锅中，加水6碗，煨煮成烂粥即可。

食用方法： 随三餐食用。

中医小妙招

推摩涌泉

　　一手的拇指指端或指腹在足底中心的涌泉穴部位，向足趾方向，向下垂直用力推摩，并做单方向的直线推摩，每次30～50次，两足交替。整个月经周期都可操作。

中医详解： 桂圆肉是常见的补益类食材，有"南桂圆，北人参"的说法。桂圆肉营养丰富，含有能够被人体直接吸收的葡萄糖，体弱贫血、年老体衰、久病体虚的人，吃些桂圆肉会有很好的补益作用。中医认为，桂圆肉不仅有很好的补血作用，还能安神，治疗失眠、健忘。适用于头晕、梦多的女性。

🍃 肝阳上亢

　　张阿姨患高血压病很多年，通过吃降血压药物，平时血压控制得还可以。但是最近几个月由于要帮忙带孙子，晚上还要带孙子睡觉，血压就控制得不是很好，有时还莫名其妙地发脾气，来月经的时候还会出现头痛，月经又有血块。家里人都认为她是犯更年期毛病了，向医生咨询后才知道是由于肝阳上亢引起的。

　　正常情况下肝的阴血与阳气处在一个平衡的状态，当肝的阴血不足的时候，就会出现阳气向上漂的情况，即肝阳上亢，容易导致面色潮红，易怒，行经期间的头痛、流鼻血甚至高血压等症状。

方1 地花龙牡瘦肉汤

- **材料**：熟地5克，菊花10克，龙骨、牡蛎各15克，瘦肉100克，生姜3片，盐适量。

- **制作**：瘦肉洗净切块，先将龙骨、牡蛎放入锅中加水10碗煮20分钟，再放入瘦肉、菊花、生姜，武火煮开后，改文火煮2小时，下盐便可。

- **食用方法**：随三餐食用。

- **中医详解**：熟地滋补肝肾之阴；菊花平复上亢阳气；龙骨、牡蛎助菊花潜降阳气。共同起到滋阴潜阳的作用，从而达到阴阳的平衡。适用于容易发怒、面色通红、血压偏高的女性。

方2 石决明煲花枝

- **材料**：石决明10克，鲜墨鱼200克，西芹100克，鸡汤200毫升，生粉20克，鸡蛋1个，植物油、酱油、盐适量，姜2片，葱少许。

- **制作**：石决明打粉，鲜墨鱼洗净切成5厘米左右的块，西芹洗净切成小段。把墨鱼块放入碗内，打入鸡蛋，加上生粉、石决明粉、酱油、盐，搅拌成稠状。炒锅用武火烧热，加入植物油，六成热的时候，将处理好的墨鱼放入，然后立即捞起待用。炒锅留油30克，烧热，加入葱、姜爆香，放入西芹翻炒，放入墨鱼，加入鸡汤，煲10分钟即可。

- **食用方法**：随三餐食用。

- **中医详解**：石决明有很好的平肝潜阳作用；墨鱼味咸、性平，入肝肾经，可以养血调经，益肾滋阴。适用于月经来潮头痛、高血压的妇女。

方3 枸杞桑菊饮

材料： 枸杞子10克，决明子6克，桑叶10克，菊花10克，白糖适量。

制作： 枸杞子、桑叶、菊花、决明子洗净放入锅中，加水300毫升。煮沸后用文火煎煮15分钟，去渣取汁，再加水200毫升，煎煮10分钟，取药汁，合并两次的药汁，加入适量白糖调味，代茶饮。

食用方法： 白天代茶饮用。

中医详解： 决明子又称为草决明，能够平肝润肠；桑叶、菊花都有清肝平肝的作用；枸杞子滋补肝肾。这款药膳标本兼顾，尤其适合大便秘结的女性。

中医小妙招

沐足

钩藤20克、夏枯草20克、吴茱萸10克、川芎10克、牛膝20克、丹参20克、肉桂5克，加水4碗，水沸后再煮20分钟，取汁温热（夏季38~41℃，冬季41~43℃），倒进恒温沐足盆内沐足30分钟，每天一次。

身材变形，注意补脾和养胃

小唐是一个很甜美的女生，大学毕业后，由于对新环境不适应，而且工作压力也比较大，月经总是不来，吃了几个月的激素后体重明显增加。由于在新环境下同学朋友不多，所以周末喜欢宅在家里，出去运动锻炼的时间很少，人总是觉得很疲倦，口气重，而且来月经前容易长痘痘，面色暗黄，大便粘厕所，最近体重持续增加，腹部脂肪增加明显，医生告诉她这是脾虚痰湿引起的。

脾胃，中医称之为"后天之本"，可见了解它对身体的重要性。中医认为脾能够将吃进去的食物转化成能量。脾胃是保证女性心身健康的关键，是气血生化的源头，相当于五脏六腑的"后勤部长"，因此脾胃功能异常就会导致消化吸收营养及代谢障碍，引起气血生化不足。

气血是女性月经、带下、孕育、分娩、产后恢复以及哺乳的物质基础，因此脾胃的功能失常会导致许多妇科疾病的发生。而脾气虚弱又可以导致多方面的病症。

第一，脾胃虚弱气血生化不足，导致血虚，不能濡养周身，可见精神疲倦，面色苍黄无华，月经量少色淡，月经周期错后，甚至闭经；脾主肌肉，当全身得不到足够营养的时候，就会过度消瘦，面色黄白没有血色。

第二，脾气不足统摄血脉的功能失常，血液失去统摄，可表现为月经过多、崩漏、产后恶露不绝、乳汁自出等。

第三，脾气虚进一步发展为中气下陷，则会出现子宫脱垂，张力性尿失禁、脱肛等病症。如果脾阳不振，消化吸收功能不好，引起体内水湿代谢障碍，就会导致身体湿气过重，出现形体肥胖、经期泄泻、月经不调、带下量多或伴不孕等病症。

可见，脾对女性健康的形体至关重要。脾胃虚弱，就是脾胃的功能低下，不能够产生人体所需的营养物质，简单地说就是吃进去的东西没有转化成对人体有用的，或者非常消瘦，或者这些没有被利用的东西，反而成为"垃圾"堆积在体内，所以，有些脾胃弱的人却肥胖，即大家平时所说的"虚胖"。

方1 方一：茯苓糕

材料： 茯苓100克，红枣20个，面粉500克，白糖、酵母适量。

制作： 将茯苓烘干打粉，与面粉、适量白糖混匀，加入酵母揉成面团发酵，发好后加入红枣制成5厘米见方的糕状，将制作好的糕放于笼上武火蒸熟即可。

食用方法： 早餐或午餐食用。

中医详解： 茯苓健脾益气；红枣补脾养血；面粉补益脾胃。此款糕点平补脾胃，适合虚胖的女性长期食用。

方2 黄精党参乌鸡汤

材料： 黄精10克，党参10克，乌鸡500克，姜3片，盐适量。

制作： 乌鸡洗净去筋膜，热水烫后切成块，与黄精、党参、姜一同放入锅中，加水10碗武火煮沸后，改文火煮2小时，下盐便可。

食用方法： 随三餐食用。

中医详解： 党参补益中气，尤其适合补益脾胃之气；黄精补气补血；乌鸡温补气血。适合脾虚导致气血不足、消瘦、脸黄没有血色的女性。感冒的时候不应食用。

方3 羊肉鹌鹑汤

材料： 鹌鹑1只，羊肉200克，小麦仁30克，姜3片，盐适量。

制作：鹌鹑宰洗净，汆水。羊肉洗净，切小块。鹌鹑、羊肉、小麦仁、姜放入锅中，加水10碗，武火煮沸后改文火煮2小时，下盐便可。

食用方法：随三餐食用。

中医详解：鹌鹑可以补中益气，滋阴，有很好的补益作用；羊肉温中补虚而不燥；小麦仁益胃生津。共奏补脾益胃之功效。这是一款适合冬天补益脾胃的汤品。

中医小妙招

体操小动作

第一步：自然站立，两脚分开，用鼻深吸气。

第二步：下蹲抱膝，并做深长呼气。如此进行30次左右为佳。平时注意多散步运动等。

肾气充盈，自然显露女人味

　　肾主生殖，即生育繁殖，即是人类繁衍后代的保证。中医学认为，生殖与肾的关系极为密切。肾的精气是构成胚胎发育的原始物质，又是促进生殖机能成熟的物质基础。一位性成熟的健康女性，皮肤光滑紧致有光泽，身材凹凸有致，容易受孕；当性机能衰退，没有了女性激素的支持，皮肤皱缩，身材改变，无法再受孕。女性激素的生成、发育都属于肾的范畴。肾促进生长发育：人的整个生长、发育过程，均和肾中精气的盛衰存在着极为密切的内在联系。

　　肾功能异常多为以下几种：肾阴虚，肾阳虚，肾阴阳两虚，肾精亏虚。

肾阴虚

　　张大姐两次人流之后月经量明显减少，经血颜色比较淡。人流之后也没有注意饮食，平时喜欢吃生冷的东西，最近总是觉得腰酸明显，晚上做千奇百怪的梦，记忆力明显减退，走路总觉得腿脚无力，有时还出现耳鸣，掉头发明显。医生告诉她，这是肾阴虚的典型表现。

　　肾阳虚是指肾中阴液不足，常见腰膝酸痛，失眠多梦，头晕耳鸣，经量减少甚至闭经，或虚热迫血妄行导致崩漏，颧骨潮红，手足心自觉发热。

方1 两地甲鱼汤

🌿 **材料：**生地、熟地各10克，甲鱼1只，姜3片，盐适量。

🍲 **制作：**甲鱼宰洗净，切成大块，氽水。生地、熟地洗净，与甲鱼、姜一起放进瓦煲，加水10碗，武火煮沸后，改文火煮2小时，下盐便可。

🍚 **食用方法**：随三餐食用。

🫖 **中医详解**：生地滋阴清热，凉血。熟地补血滋润，益精填髓。两者合用增强滋补肾阴的作用。甲鱼具有滋阴凉血、补肾健骨的作用。此款汤品尤其适合腰和膝盖酸痛的女性。

方2 沙参玉竹鸽汤

✍ **材料**：鸽1只（约500克），沙参20克，玉竹20克，猪瘦肉200克，姜3片，盐适量。

🍲 **制作**：鸽宰洗净，切块，余水。沙参、玉竹、猪瘦肉洗净，与鸽一起放进瓦煲，加水10碗，武火煮沸后，改文火煮2小时，下盐便可。

🍚 **食用方法**：随三餐食用。

🫖 **中医详解**：民间有说：一鸽胜三鸡。鸽又名白凤，肉味鲜美，配上滋阴的沙参与玉竹，有很好的补益作用。适用于虚热导致的月经淋漓不净，颧骨潮红的女性。

方3 虫草猪瘦肉炖雪梨

✍ **材料**：瘦猪肉50克，雪梨100克，西洋参10克，冬虫夏草3克，盐适量。

🍲 **制作**：雪梨洗净，去皮，去心，切块。瘦猪肉洗净切块，西洋参、冬虫夏草洗净。将雪梨、西洋参、冬虫夏草、瘦猪肉一起放入炖盅内，加开水2碗，隔水炖4小时，下盐便可。

🍚 **食用方法**：随三餐食用。秋天食用效

中医小妙招

按摩子宫穴。

子宫穴在肚脐直下手掌宽度距离，两侧横向四指宽即是。以双手拇指按穴，其余四指向后，虎口卡住腰，以拇指揉穴位圈后按压3~5秒，1次重复一两分钟。

果更佳。

🫖 **中医详解**：经常食用此炖品，可以滋补肺肾、补气润喉。阴虚火旺、喉咙疼痛、声音嘶哑、干咳无痰，或咳痰带血、睡眠不足、心烦气躁等都可以用此炖品食疗。

🫘 肾阳虚

小陈结婚3年了，一直没有怀孕，最近婆婆在耳边唠叨想抱孙子。小陈第一次来月经比较晚，而且从一开始来月经就不正常，有时候一两个月才来一次，有时候还在月经间期有少量的阴道出血。平时觉得下腹部有冰凉感，手脚怕冷明显。因为之前没有怀孕的打算也就没有注意。最近想怀孕了来医院检查，医生告诉她这是肾阳虚引起的。

肾的阳气不足，子宫失去温暖，可导致月经后期、性欲减退、不孕等，面色黧黑无光泽。

方1 肉苁蓉猪瘦肉汤

🌿 **材料**：肉苁蓉10克（鲜品加量），猪瘦肉500克，生姜3片，盐适量。

🍲 **制作**：猪瘦肉、肉苁蓉洗净，与生姜一起放入锅中，加水10碗，武火煮沸后，改文火煮2小时，下盐便可。

🥣 **食用方法**：随三餐食用。

🫖 **中医详解**：肉苁蓉补肾阳，益精血，素有"沙漠人参"的美称，与猪瘦肉配合，有很好的补益肾阳的作用。适用于肾阳虚伴有大便不畅的女性。

方2 榴梿壳炖鸡

🌿 **材料**：榴梿壳（硬壳内白色的瓤）半个，榴梿籽3个，鸡1只，黄芪

10克，当归10克，姜3片，盐适量。

制作：把榴梿壳里面的白瓤用刀切下，切成丁状。榴梿籽削去硬壳。鸡宰洗净，切成块状，氽水。榴梿壳、榴梿籽、黄芪、当归、鸡、姜一起放入锅中，武火煮沸后，改文火煮2小时，下盐便可。

食用方法：随三餐食用。

中医详解：榴梿籽富含蛋白质，炒熟或煮熟后去壳吃，味道类似板栗，能够增加体力，适合因肾阳虚而面色偏黑的女性。

方3 羊肾粥

材料：羊肾50克，粳米100克，盐适量。

制作：将羊肾除去腰臊，洗净，切小片，放入锅中，加水煮熟，捞出备用。粳米淘洗干净，加水8碗煮成粥后，加羊肾，下盐即可。

食用方法：随三餐食用。

中医详解：羊肾有很好的温补肾气、益精髓的作用。适用于肾阳虚伴性欲减退的女性。

方4 杜仲腰花

材料：杜仲12克，猪腰250克，葱50克，绍酒25克，酱油、醋、淀粉、大蒜、姜、盐、白糖、花椒、植物油各适量。

制作：杜仲洗净，加水3碗煎煮成浓汁50毫升，加淀粉、绍酒、酱油、盐、白糖兑成芡汁，分成两份待用。猪腰洗净切成腰花，淋上一份芡汁。姜切片、葱切段，油加热后放入花椒、葱

中医小妙招

沐足

　　花椒30克，当归25克，加入2 000毫升水中煎汤，倒入沐足盆中，加清水至40℃左右，沐足液没过双踝浸泡，以身体微微出汗即可，每周2次。

姜蒜爆香后放入腰花快速翻炒，淋上另一份芡汁和醋，炒匀后起锅。

🥣 **食用方法**：随三餐食用。

🫖 **中医详解**：此款药膳性温补阳，尤其适合阳虚怕冷伴有月经后期的女性。阴虚火旺的女性慎食。

🫘 肾阴阳两虚

陈阿姨这一年以来总是觉得时而脸红发热，时而怕冷，尤其是头部、胸部更明显。手脚心发热，晚上总喜欢赤脚在地板上走，并且晚上睡觉也容易出汗，出汗后又觉得身体发凉，每天晚上被折腾得翻来覆去睡不着，半夜醒来后很难再入睡。大便偏干，有时候两三天才解一次大便。陈阿姨不知道自己究竟是得了啥病，医生告诉她这是肾阴阳两虚引起的。

肾阴虚或肾阳虚的单方面虚损均可导致两方面虚损，可引起更年期综合征的发生。症状多见于手足心发热，白天安静的时候或者晚上睡着后出汗，四肢冰冷，失眠，多梦，腰和膝盖酸痛。

方1 调补阴阳粥

🥄 **材料**：女贞子10克，仙灵脾5克，粳米100克，冰糖适量。

🍲 **制作**：女贞子、仙灵脾放入锅中，加水8碗，煎煮半小时，去渣取汁，加入粳米煮成粥，调入冰糖即可。

🥣 **食用方法**：随三餐食用。

🫖 **中医详解**：女贞子滋养肾阴，平肝养肝，乌须明目，可用于肝肾阴虚引起的目暗不明，视力减退，须发早白，腰酸耳鸣；仙灵脾补肾壮阳，可用于腰膝痿软、肢冷畏寒及四肢拘挛麻木等症；粳米顾护胃气。故此粥有阴阳双补之效。适用于手脚心发热，出汗后又手脚冰冷的女性。

方2 泥鳅淮山补益汤

材料： 泥鳅500克，淮山250克，姜3片，盐适量。

制作： 淮山去皮后切片；泥鳅去肠脏后洗净，放入沸水中，3分钟后捞出沥干，备用。锅内加油烧热，加入姜片煸炒。出香后，再倒入泥鳅翻炒至变色。加水5碗，先用大火煮沸10分钟，再改用小火继续煲煮30分钟。待汤浓时，加盐调味即成。

食用方法： 随三餐食用。

中医详解： 泥鳅所含脂肪成分较低，胆固醇更少，高蛋白低脂肪，有利于人体抗衰老；淮山具有健脾、补肺、固肾、益精等多种功效。这款药膳多脏并补，比较平和，适合日常食。

方3 乌鸡板栗汤

材料： 乌鸡1只，板栗肉150克，红枣10枚，枸杞子10克，姜3片，盐适量。

制作： 乌鸡宰洗净，汆水。板栗肉、红枣和枸杞子洗净。上述材料与姜一起放入锅中，加水10碗，武火煮沸后，改文火煮2小时，下盐便可。

食用方法： 平补阴阳。

中医详解： 乌鸡色黑入肾，板栗补脾，枸杞子平补肝肾。此款药膳，平补脾肾阴阳。适用于腰和膝盖酸痛不适，身体消瘦的女性。

中医小妙招

按摩脚底

每天晚上睡觉前将洗净的双脚平放在能够滑动的脚部按摩器上，前后滚动，刺激脚底各穴位，每晚一次，每次20~30分钟。平时睡觉前不要做太剧烈的活动，避免过于兴奋，尽量让自己保持心平气和，安静入睡。

🌸 肾精亏虚

小婷是一名品学兼优的大学生，对自己各方面都要求很严。最近几年来感觉自己记忆力比之前明显下降，而且掉头发比同龄人多，还出现了白头发。这几个月更是月经量减少，月经也不准时了，有时候两三个月来一次，而且月经颜色比较淡。小婷咨询医生，被告知这是肾精亏虚的表现。

肾精亏虚，子宫失于濡养，可发生月经过少甚至闭经、不孕、耳聋耳鸣、健忘、易脱发等。

方1 紫河车脊骨汤

材料：紫河车10克，枸杞子15克，猪脊骨500克，盐适量。

制作：猪脊骨洗净，余水后，同其他药材放入锅中，加水10碗武火煮沸后，改文火煮2小时，加盐便可。

食用方法：随三餐食用。

中医详解：猪脊骨滋补肾阴，填补精髓；紫河车为血肉有情之品，因此具有很好的补益精血的作用；枸杞子滋肾补阴，加强了补益的作用。此款汤品有很好益精填髓的作用，适用于因肾精亏虚导致的月经过少、闭经、不孕。

方2 甲鱼猪骨髓汤

材料：甲鱼1只，猪骨髓200克，姜3片，盐适量。

制作：甲鱼宰洗净，切成大块，余水。猪骨髓洗净，切段。甲鱼、猪骨髓、姜一起放入锅中，武火煮沸后，改文火煮2小时，下盐便可。

食用方法：随三餐食用。

中医详解：甲鱼与猪骨髓有很好的益精填髓作用，适用于耳聋耳鸣、健忘的女性。

方3 甲鱼母鸡汤

✒ **材料：** 甲鱼1只，猪棒骨2根，母鸡1只，枸杞子10克，红枣10个，当归5克，姜3片，盐适量。

🍲 **制作：** 甲鱼、母鸡宰洗净，切成大块，汆水。枸杞子、红枣和当归洗净。猪棒骨切段，汆水。上述材料和姜一起放入锅中，加水10碗，武火煮沸后，改文火煮2小时，下盐便可。

🥘 **食用方法：** 随中午餐食用。

🍵 **中医详解：** 此汤滋补效果强，适用于肾精亏虚导致的气血不足、脱发等。

中医小妙招

气海神阙按摩

自我按摩气海、神阙穴。气海穴就是在肚脐下两横指的距离，神阙穴就是在肚脐眼。将双手放在气海、神阙穴上按顺时针方向各按摩100次，每晚一次。

保养小贴士：
滋补的药膳在感冒、发烧的时候暂停食用。

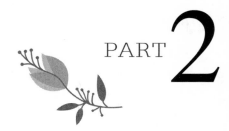

PART 2

按期调养，
女人每个月的必修课

小游是一名上市公司的白领，最近还升职当了部门经理。可是让她高兴不起来的是，月经总是乱七八糟的，这让她十分苦恼。有时候月经推迟10多天，最长一次推迟了2个月，有时候月经滴滴答答10天都不干净，有时候月经干净几天后又开始少量阴道出血，1个星期才干净，所以她都不知道自己到底什么时候来月经，什么时候是排卵期。

月经，是女性子宫周期性出血的生理现象，一般来说，女子12～14岁月经开始来潮，这是女性发育越来越成熟并开始具有生育能力的标志。

月经有着明显的规律。出血的第一天是月经周期的开始，到下一次月经第一天的间隔时间就是一个完整的月经周期，每次月经来潮持续的时间称为经期。

 ## 怎样才是正常的月经

在月经期，一般没有很特别的不舒服，一些女性会在经前或经期出现轻微的小肚子胀，腰有些酸，乳房有些胀，情绪稍微有些波动，月经结束后就自然缓解了。经血的颜色红而稍稍有些暗，月经来潮的第1天月经颜色比较浅，中间颜色暗红，月经即将干净时颜色渐渐变淡，质地稀稠适中，不凝固，无血块，无异味。月经周期为28天左右，提前或者推后7天都属于正常现象，经期天数3～7天。

月经周期的产生，中医认为是人体阴阳气血消长的周期性变化引起的，根据这个变化可以将一个月经周期分为月经期、经后期、经间期、经前期四个时期，日常养生也要顺应这些时期的不同特点而采用不同的养生方法。

月经期，不要过量吃补药

月经的经血下行，子宫泄而不藏，因此这个时期气血往下走就是正常的，如果下行不顺就容易产生疾病。这个时期呢，就要顺应气血的运行，不要过量吃补药。如果月经量没有什么异常，可以吃一些理气活血的食物，比如玫瑰花、当归、红糖等。玫瑰花理气活血，又不会力量太强；当归可以养血活血；红糖补血活血，有助于清除子宫里的瘀血。

茶饮

方1 山楂红糖饮

材料： 山楂10克，红糖适量。

制作： 将山楂置锅内用文火炒至略变色，放入茶杯中，加入红糖、沸水，盖上杯盖5分钟后，即可饮用。可续加沸水至山楂味淡，频频饮用。

食用方法： 白天代茶饮用。

中医详解： 山楂活血散瘀，红糖补血活血。二者合为茶饮，有利经血运行顺畅，预防痛经。月经期间，每日一次。可将较多量山楂炒好，放凉后置于干燥玻璃瓶内密封保存，按需取用。

方2 玫瑰花红糖饮

材料： 玫瑰花蕾5克，红糖适量。

制作： 将玫瑰花蕾和红糖放入茶杯中，加入沸水，盖上杯盖5分钟后，即可饮用。可续加沸水至玫瑰花蕾味淡，频频饮用。

🍚 **食用方法**：平时代茶饮用。

🍵 **中医详解**：玫瑰花蕾气息芳香，冲泡代茶饮用有活血行气、调经止痛、促进食欲的养生功效。平日饮用可用冰糖调味，使用红糖对调经效果更佳。经期经前小腹觉得胀的女性更加适合，月经期间，每日一次。

> **保养小贴士：**
> 1. 玫瑰花最好选取初开的花蕾，阴干，去心、蒂使用。
> 2. 要适当散散步，月经期坐得太多或躺着太多都会对气血运行不利。此期间要注意保暖，尽量不去淋雨，不要接触冷水。可以用热水袋敷一敷小肚子。

🧄 食疗方

方1 泽归止痛粥

🌿 **材料**：泽兰10克，当归10克，粳米100克，白糖适量。

🍲 **制作**：泽兰、当归放入锅内加水6碗煎煮20分钟，去渣留汁。粳米放入药汁中，继续煮成烂粥，调入白糖即可。

🍚 **食用方法**：随三餐食用。

🍵 **中医详解**：泽兰与当归均有活血的作用，有助于经血下行，适用于经行不畅引起的疼痛，但是月经量大的女性慎服。

方2 益母草荠菜粥

🌿 **材料**：益母草10克，荠菜50克，粳米100克，红糖适量。

🍲 **制作**：益母草与荠菜洗净放入锅内加水6碗，武火煮开后，改文火煮20分钟，去渣留汁。粳米放入药汁中，继续煮成烂粥，加入红糖调味即可。

🥣 **食用方法**：随三餐食用。

🍵 **中医详解**：益母草有活血、祛瘀、利水的作用，许多女性在行经期间都会有点浮肿，因此益母草是一箭三雕；荠菜含有荠菜酸，能缩短凝血时间，因此对血瘀型月经不畅伴有下肢浮肿的女性尤其适合。

方3 莲藕川芎猪排骨汤

🌾 **材料**：莲藕500克，川芎5克，猪排骨250克，姜3片，盐适量。

🍲 **制作**：川芎洗净。莲藕洗净，削皮，切块。猪排骨洗净，切块，汆水。莲藕、川芎、猪排骨和姜放入砂锅中，加水10碗，武火煮开后，改文火煮2小时，下盐便可。

🥣 **食用方法**：随三餐食用。

🍵 **中医详解**：莲藕补益脾胃。川芎活血补血。此汤适合月经期女性食用，尤其适合经行腹痛伴有小血块的女性。

方4 鸡血藤木瓜汤

🌾 **材料**：鸡血藤20克，木瓜1个，猪瘦肉250克，姜3片，盐适量。

🍲 **制作**：木瓜去皮，去籽，切块。猪瘦肉洗净切块，与木瓜、鸡血藤、姜一同放入砂锅中，加水10碗，武火煮开后，改文火煮2小时，下盐便可。

🥣 **食用方法**：随早、晚餐食用。

🍵 **中医详解**：鸡血藤属于藤类药物，不仅可以活血化瘀还可以通行血脉，有助于月经的正常来潮。木瓜平肝和胃，能够清除体内的毒素。此汤适合经期食用，能帮助经血顺利下行。

方5 红花炖鸡蛋

- **材料**：鸡蛋1个，藏红花5朵。
- **制作**：鸡蛋打开一个小口，放入藏红花，搅匀蒸熟即可。
- **食用方法**：随三餐食用。
- **中医详解**：月经来潮的第一天开始服用，1天吃1个，坚持一周。藏红花少量使用不但祛瘀，而且能起到养血作用。如果月经量特别大则不适合食用。

方6 当归甜酒

- **材料**：当归150克，糯米酒1500毫升。
- **制作**：当归切碎后，装入药袋。放入酒中浸泡，密封，7日后即可，去渣备用，每天温服30毫升。
- **食用方法**：随中、晚餐食用。
- **中医详解**：当归有活血补血的作用，酒既可以通行血脉，又可助药力，但是月经过多以及酒精过敏的女性不适合饮用。

中医小妙招

按摩三阴交

　　三阴交穴位于小腿内侧，脚踝骨的最高点往上四横指处。按摩方法：坐在椅子上，坐姿端正，将左腿屈膝在右膝盖上成直角，用手指放在三阴交穴位上，顺时针按揉60次；再将右腿放在左膝盖上，重复上述动作，每天1次。按揉三阴交要坚持才能收到保养健身的效果。

月经后期，身体调补的最佳时期

来完月经，子宫的血脉相对比较空虚，阴血相对不足，这个时期就要适当进补。月经后期是身体调补的最佳时期，需要改善体质、备孕的，如果抓紧这个时间进行调理，就可以收到事半功倍的效果。红枣、阿胶、桂圆等都是滋养阴精的理想药膳。

🍃 茶疗方

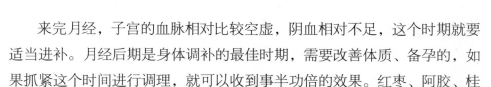

良方 红枣枸杞子菊花蜜

- **材料：**红枣10个，枸杞子20粒，菊花3朵，蜂蜜适量。
- **制作：**红枣洗净去核，枸杞子洗净，放入砂锅中，加水4碗，煎煮20分钟后，放入菊花，再煮开10分钟即可，去渣取汁，待稍凉调入蜂蜜。
- **食用方法：**随平时饮用。
- **中医详解：**红枣与枸杞子都有很好的滋补气血的作用，加入菊花及蜂蜜则可以防止温燥太过。

🍃 食疗方

方1 冰糖枸杞子炖阿胶

- **材料：**枸杞子10克，阿胶15克，冰糖适量。
- **制作：**枸杞子洗净，阿胶敲碎，二者一同放入炖盅，盖上盖，隔水炖1.5小时，加冰糖，炖至冰糖融化即可。

🥣 **食用方法**：随中、晚餐食用。

🍵 **中医详解**：枸杞平补肝肾。阿胶有很好的补血作用，但是质地滋腻难以消化，脾胃虚弱的女性可多次少量服用。

方2　红枣桂圆银耳糖水

🌿 **材料**：红枣20个，桂圆5克，银耳10克，冰糖适量。

🍲 **制作**：红枣洗净，去核。桂圆洗净。银耳洗净，泡发，撕成小朵。上述材料放入砂锅内，加入水4碗，武火煮开后，改文火煮30分钟，加入冰糖即可。

🥣 **食用方法**：随中、晚餐食用。

🍵 **中医详解**：红枣、桂圆补血温阳，加入清润的银耳，则补而不燥，滋而不腻，尤其适合经后期睡眠欠佳的女性。

方3　补血养颜粥

🌿 **材料**：桑葚子10克，枸杞子20克，黑糯米50克，红糖适量。

🍲 **制作**：将洗净的桑葚子、枸杞子和黑糯米一起放入砂锅中，加水6碗，煮成粥，加入红糖调味即可。

🥣 **食用方法**：随中、晚餐食用。

🍵 **中医详解**：桑葚子补血滋肾，枸杞子补益肝肾，红糖补血养血，黑糯米补血。此粥适合经后期滋补食用，但食欲欠佳的女性少吃。

中医小妙招

瑜伽祈祷式

　　双脚稍分开，与肩同宽，双手臂弯曲合掌，先保持在腰部高度，深吸气，合掌的手慢慢往上移动至胸口位置，保持呼吸停留大约1分钟，深呼气的同时慢慢放下双手，连续重复做4次，每天做1~2次。

方4 滋补乌鸡汤

材料： 乌鸡1只，当归5克，黄芪10克，茯苓10克，姜3片，盐适量。

制作： 乌鸡宰洗净。将当归、黄芪、茯苓放入鸡腹内用线缝合，放入砂锅中，加水10碗，武火煮沸后，改文火煮2小时，下盐便可。

食用方法： 随中、晚餐食用。

中医详解： 当归、黄芪补血、活血、益气，茯苓健脾，乌鸡入肾，经后食用，照顾全面。

保养小贴士：

经间期即排卵期，此时女性激素分泌旺盛，白带呈透明拉丝状，因此应注意清洁私处，健康女性用流动清水清洗即可，保持私处干燥。

经间期，温阳活血有助排卵

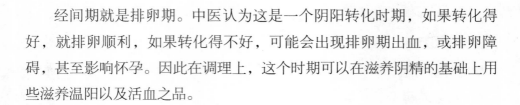

经间期就是排卵期。中医认为这是一个阴阳转化时期，如果转化得好，就排卵顺利，如果转化得不好，可能会出现排卵期出血，或排卵障碍，甚至影响怀孕。因此在调理上，这个时期可以在滋养阴精的基础上用些滋养温阳以及活血之品。

🍃 茶疗方

方1　仙灵玫瑰茶

材料： 仙灵脾10克，玫瑰花5朵，白砂糖适量。

制作： 仙灵脾温水洗净后，与玫瑰花一起放入杯中，加开水泡10分钟后调入适量白砂糖代茶饮。

食用方法： 随平时饮用。

中医详解： 仙灵脾温肾阳，玫瑰花活血解郁。此茶在经间期饮用有助于卵子的成熟和排出。

方2　肉苁蓉菊花茶

材料： 肉苁蓉15克，菊花5朵，冰糖适量。

制作： 肉苁蓉洗净后，放入锅中加水4碗，武火煮开后，改文火煎煮20分钟，关火后泡入菊花，10分钟后放入适量冰糖代茶饮。

食用方法： 随平时饮用。

中医详解： 肉苁蓉有很好的补肾阳的作用，加入菊花则使肉苁蓉不至于补阳太过，适合容易上火的女性。

🍃 食疗方

方1 当归生姜炖甲鱼

🍂 **材料**：当归10克，甲鱼250克，姜3片，盐适量。

🍲 **制作**：甲鱼宰洗净，汆水。当归洗净。两者一同放入锅中，加水10碗，武火煮开后，改文火煮2小时，下盐便可。

🥢 **食用方法**：随中、晚餐食用。

🍵 **中医详解**：甲鱼有滋阴散结的作用，当归能活血化瘀。此汤适合乳房胀痛的女性食用。

方2 生地粥

🍂 **材料**：生地15克，粳米60克，白糖适量。

🍲 **制作**：生地洗净后切片，用清水3碗煎煮两次，共取汁1碗。将粳米洗净后加水煮成粥，兑入药汁，再煮10分钟，加白糖调味即可。

🥢 **食用方法**：随三餐食用。

🍵 **中医详解**：此款粥尤其适合经间期烦躁、脸色发红、容易出痘痘、手脚心热的女性。

方3 芹菜金针菇汤

🍂 **材料**：芹菜30克，金针菇15克，鸡蛋1个，姜3片，盐适量。

🍲 **制作**：芹菜洗净切成小粒，金针菇洗净，与姜一同放入锅内，加水4碗，武火煮开后打入鸡蛋，搅匀，待再次煮开，10分钟后加盐调味即可。

🥢 **食用方法**：随三餐食用。

🍵 **中医详解**：芹菜与金针菇性质平和清凉，纤维素含量较多。此汤尤其适合大便秘结的女性食用，大便次数较多的女性不宜多食。

方4 猪蹄炖怀牛膝

材料： 猪蹄250克，怀牛膝20克，米酒50克。

制作： 猪蹄洗净，切块，氽水。怀牛膝洗净。两者一同放入砂锅内，加水10碗，武火煮沸后，改文火煮2小时，趁热加入米酒即可。

食用方法： 随三餐食用。

中医详解： 怀牛膝能够平补肝肾；猪蹄滋阴润肤。此款药膳身体与颜面兼顾。

中医小妙招

温阳活血饮

材料：姜丝2克，田七粉2克，蜜枣2个。

制作：将姜丝、田七粉、蜜枣放入保温壶内，加入煮沸的开水，浸泡15~20分钟，摇匀后频频饮用。喝完后可再加沸水，反复浸泡，饮用，最后吃姜丝和蜜枣。每天1次。

经前期，调节气血月经更通畅

经前期就是排卵后到来月经前这段时间，一般是14天左右。在经间期（排卵期）后，阳气开始增长，气血逐渐充盛，为孕育做好了准备，如果没有怀孕，那么就会月经来潮，进入下一个周期。妇女在经前期由于经前荷尔蒙的变化，容易出现经前乳房胀痛，情绪激动，眼面、手脚肿胀等轻微不适，这个时期宜调养肝肾，理气调经，可以多吃黄芪、乌鸡、陈皮、白芍等，以调节气血。

> **保养小贴士：**
> 1. 每天补充钙1克与维生素B₆30毫克。
> 2. 保持运动，每次30分钟，运动到心跳每分钟130次最合适。
> 3. 身心放松，可以听一些舒缓的音乐，或者到环境优美的郊外走走，缓解经前情绪紧张。

茶疗方

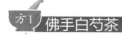 佛手白芍茶

材料： 佛手、白芍、山楂各10克，姜3片，红糖适量。

制作： 所有材料放入锅中，加水3碗，武火煮沸后，改文火煮30分钟，代茶饮。

食用方法： 随平时饮用。

中医详解： 此款茶品能够疏肝养肝活血，尤其适合经前乳房胀痛的女性饮用。

方2 陈皮薏苡仁冬瓜茶

材料： 陈皮10克，薏苡仁15克，冬瓜皮100克。

制作： 将洗净的陈皮、冬瓜皮与薏苡仁放入锅中，加水4碗，武火煮开后，改文火煮40分钟，代茶饮。

食用方法： 随平时饮用。

中医详解： 陈皮具有理气健胃的作用。冬瓜皮富含B族维生素，可以缓解经前的紧张、易怒。薏苡仁能健脾利水。这几种材料合用能理气健脾利水，对经前浮肿也有好的效果。

食疗方

方1 黄芪陈皮乌鸡汤

材料： 黄芪10克，陈皮15克，乌鸡1只，姜3片，盐适量。

制作： 黄芪与陈皮洗净后放入药包，乌鸡宰洗净，汆水。上述材料与姜一起放入瓦煲内，加水6碗，武火煮沸后，改文火炖煮2小时，下盐便可。

食用方法： 随三餐食用。

中医详解： 经前容易出现浮肿的女性，多是脾虚，此款药膳不仅健脾缓解浮肿，而且补益气血，缓解因气血不足导致的痛经。

方2 浮小麦红枣粥

材料： 浮小麦20克，红枣10个，百合15克，粳米50克。

制作： 材料洗净后，放入锅内，加水6碗，熬煮成粥。

食用方法： 随三餐食用。

中医详解： 浮小麦与红枣合用，有很好的缓解心情烦躁的功效，加上百合养阴安神，适合于经前容易烦躁、睡眠质量较差的女性。

方3 鹌鹑粥

- 🥄 **材料**：鹌鹑2只，菟丝子30克，覆盆子10克，粳米100克，姜丝少许，葱白1段，盐适量。

- 🍲 **制作**：鹌鹑宰洗净，氽水。菟丝子、覆盆子洗净后，一同放入砂锅，加水4碗，煎煮成药汁，去渣取汁，再加适量的水，加入鹌鹑、姜丝、粳米煮成烂粥，葱白切碎，与盐一同加入粥中。

- 🥄 **食用方法**：随三餐食用。

- 🍵 **中医详解**：此款粥性质平和，适合无上火症状的经前期女性食用。

中医小妙招

药浴

香附25克、郁金25克、当归20克、玫瑰花30克放入锅中，加水2000毫升，煎汁加温热水浸泡全身，药浴过程中用毛巾搓胸部、背部和四肢，至皮肤潮红。药浴时间每次15~20分钟，每周2次。

PART 3

体形调理，
吃吃喝喝轻松瘦身

当今社会很多的女士都在追求苗条、挺拔的靓丽身材，为此许多人都刻意减肥，甚至盲目追求"骨感"美，结果使身体健康出了问题。对此，大家需要正确了解肥胖与消瘦的概念。

肥胖的概念：肥胖是指一定程度的明显超重与脂肪层过厚，是体内脂肪，尤其是甘油三酯积聚过多而导致的一种状态。

消瘦的概念：体内脂肪与蛋白质减少，体重下降超过正常标准10%时，称为消瘦。

 # 到底多重才算胖？

问十个女人，有九个都说自己要减肥，剩下一个已经很瘦的，她还要说自己的腰不够细！减肥，是女人永恒的话题。减肥前，请大家先看看标准的体重是怎样的。

1. 标准的体重（千克）＝身高（厘米）－100（身高在165厘米以下者）

标准体重（千克）＝身高（厘米）－110（身高在165厘米以上者）

以超过标准体重的10%~19%为超重；超过20%为肥胖；超过20%~30%为轻度肥胖；超过30%~50%为中度肥胖；超过标准体重的50%以上为重度肥胖。女性体重超过30%，即为肥胖。

2. 体重指数（BMI）：BMI＝体重（千克）/身高的平方。

标准BMI为18.5~23，超重为23~25，严重超重为25~30，肥胖为>30。

3. 腰臀比：用皮尺测量，绕腰一圈总长与绕臀一圈总长之比为<0.85为合适，超过此值为肥胖。

肥胖易乏力（虚胖）

刘某是一位爱美的女士，进入梅雨季节后就出现食欲不振，虽然不是很想吃正餐，但是控制不住想吃味道重的零食。平时极易疲劳，一动就冒汗、经常觉得不够气，容易气喘，四肢怕冷，经常感冒，早上睡起来眼睛总是肿肿的，大便稀烂不成型，老是想睡觉，睡醒了也提不起精神。她很奇怪为什么吃的东西减少了还反而变胖了呢？到医院咨询后才知道自己肥胖的主要原因是脏腑功能失调，身体水湿代谢紊乱，多余的水分积聚在组织和细胞内，造成虚胖。给予健脾补肾、行气利水的方法调理可以改善虚胖状况，恢复正常体型。

方1 水芹菜鲫鱼汤

材料：水芹菜200克，鲫鱼1条，苍术10克，姜5片，盐适量。

制作：水芹菜洗净切段，将洗净的苍术用煲汤袋装好。鲫鱼宰洗净。烧红油锅，放入姜，爆至微黄，放入鲫鱼煎至微黄，与水芹菜、苍术一起放进瓦煲内，加水6碗，武火煮沸后，改文火煮30分钟，取出苍术药袋，加适量盐便可。

食用方法：随三餐食用。

中医详解：鲫鱼味道鲜美，肉质细嫩，极为可口，有健脾利湿、和中开胃、活血通络、温中下气的作用，经常食用，可补充营养，增强抗病能力。水芹菜能够利水湿、降血脂，是减肥佳品。此汤适合脾肾气虚的虚胖、老想瞌睡、精神疲倦的女性。

方2 山楂炖鸡翅

材料： 新鲜山楂3个，鸡翅100克，姜3片，盐适量。

制作： 山楂洗净，切片。鸡翅洗净，与山楂、姜一起放进炖盅内，加冷开水2碗，隔水炖2小时，下盐便可。

食用方法： 随三餐食用。

中医详解： 山楂是健脾开胃、消食消脂的良药，民间煮老鸡硬肉时常常加上几颗山楂即极易煮烂。此汤适合虚胖、消化功能虚弱的女性朋友。

保养小贴士：

1. 避免空腹食用山楂，会对胃黏膜造成不良刺激，使胃发胀满、泛酸。
2. 建议，最好将山楂煮熟后再吃。
3. 胃酸过多、溃疡、龋齿、脾胃虚弱者慎服。孕妇不宜服用。
4. 山楂不宜与海鲜、人参、柠檬同食。

方3 鲜荷薏米粥

材料： 陈皮15克，鲜荷叶1/2张，薏苡仁15克，大米100克，盐适量。

制作： 陈皮、薏苡仁洗净，稍浸泡。荷叶洗净，切条。将以上材料一起放入瓦煲，加水8碗，煮沸后改中火煎至6碗，弃药材留药液，放进洗净的大米，煮成粥，下盐便可。

食用方法： 随三餐食用。

中医小妙招

体操小动作

双脚张开站立，与肩同宽，腰部放松，保持半蹲的姿势，刚开始做的时候可能会觉得有些吃力，习惯之后就会觉得轻松，做体操小动作时心中默念，从1数到100，停止恢复正常站姿，每次重复三次，每天一次。

🍵 **中医详解：** 荷叶有生发元气、裨助脾胃、涩精浊、散瘀血、渀水肿的作用，中国自古以来就把它奉为瘦身的良药。薏苡仁能利水渗湿、祛湿除风、除痹止痛，对治疗小便不利、水肿、脚气和风湿疼痛等效果显著。陈皮气味芳香，通温理气，既能行散肺气壅遏，又能行气宽中，燥湿同时又能消脂。故此款粥适合于早晨起来眼皮容易肿、站久了小腿觉得肿胀的女性。

保养小贴士：

利用荷叶减肥需要注意：由于荷叶属于寒凉的食物，体质寒性的人或者肠胃不好的人慎用。孕妇或产后的妈妈不能使用荷叶。

吃得太多而发胖

　　小席是一个漂亮的年轻女孩子，食量一直很大，平时尤其喜欢吃刺激、煎炸、辛辣的肉食。随着年龄慢慢增大，开始注意自己的外形，觉得自己比同屋的女孩子都胖，口气也比较重，大便干结，这让她感觉很苦恼。到医院咨询，专家说是因为她的不良饮食习惯造成胃中炽热，引起发胖。

　　胃热的女性多是那种食欲比较旺盛的"大食客"。小席长期喜欢吃辛辣、油炸的食物，造成胃热炽盛，食欲旺盛摄入量增加，过剩的营养吸收不了而聚集，就变得肥胖。如果能够合理控制饮食，是能够减肥的。专家给她调理脾胃、清热降油，不久小席的体重就减下来了，她又恢复了自信。

方1　苦瓜鲜莲子煲猪瘦肉

材料：苦瓜2个，鲜莲子50克，猪瘦肉250克，姜3片，盐适量。

制作：苦瓜洗净，去瓤去籽。鲜莲子洗净。猪瘦肉洗净，切厚块。上述材料放进锅中，加水8碗，武火煮沸后，改文火煮2小时，下盐便可。

食用方法：随正餐食用。

中医详解：苦瓜能清热消暑、养血益气、补肾健脾、滋肝明目；莲子清心醒脾、补中养神、健脾开胃、止泻固精、益肾止带。此汤能清热解毒、消暑减肥。

方2　番薯芥菜鱼骨汤

材料：番薯200克，芥菜150克，鱼骨100克，姜3片，油、盐适量。

- **制作**：番薯去皮，洗净，切块。芥菜洗净，切段。烧红油锅，放入姜，爆炒至微黄，放入鱼骨，煎至微黄，加水6碗，煮大约20分钟，至汤为奶白色，放入番薯块，煮至番薯熟烂，再放入芥菜，煮熟，加盐便可。

- **食用方法**：随三餐食用。

- **中医详解**：吃番薯能有效阻止糖类变为脂肪，有利于减肥、健美。番薯含有大量膳食纤维，在肠道内无法被消化吸收，能刺激肠道，增强蠕动，通便排毒，番薯还能抑制黑色素的产生，防止雀斑和老人斑的出现，抑制肌肤老化，保持肌肤弹性，减缓机体的衰老进程。此款汤品能清热通便，减肥瘦身，尤其适用于大便不畅，干结的女性。

方3 芹菜冬瓜汤

- **材料**：芹菜50克，冬瓜200克，姜3片，盐适量。

- **制作**：芹菜洗净，切段。冬瓜去皮、瓤，切片。上述材料与姜一起放入锅中，加水6碗，武火煮沸后，改文火煮20分钟，加盐便可。

- **食用方法**：随午餐食用。

- **中医详解**：芹菜是高纤维食物，所含热量很低，对控制体重，预防高血压、动脉硬化十分有益。冬瓜利尿消肿而不伤正气，能有效地抑制糖类转化为脂肪，对防止人体发胖有较好的帮助。此汤适合喜欢吃肉类、煎炸食物引起的腹部膨胀、排便不畅的女性朋友。

保养小贴士：
冬瓜性寒凉，脾胃虚弱、久病、大便泄泻而不臭、阳虚四肢冰冷的女性不适合食用。

方4 海藻薏苡仁粥

材料：海藻、薏苡仁各30克，山楂10克，大米100克，盐适量。

制作：将洗净的海藻、薏苡仁、山楂装入煲汤袋内，与大米一起放入锅中，加水6碗，煮为粥，取出煲汤袋，加盐便可。

食用方法：随早餐、午餐食用。

中医详解：薏苡仁能健脾利水。山楂能化痰消脂、改善睡眠、预防动脉粥样硬化。本粥适合女性肥胖症伴有食欲过于旺盛、大便秘结者。

中医小妙招

艾灸中脘穴

中脘穴位于胸骨下端和肚脐连线的中点。将艾灸盒放置在中脘穴上，每次艾灸20分钟，每天一次。注意皮肤温度以及时控制艾灸盒的距离，避免烫伤等。

排泄不畅而发胖

黎女士是一位事业成功的女性，平时工作很忙，最近精神越来越烦躁，容易发怒，体型也越来越胖，晚上总是睡不好，梦多，经常嗳气，月经量也有所减少，还夹杂许多血块。医生解释说她的一系列症状是气滞血瘀造成的，也就是说气和血都不畅通，整个身体处在一个"壅堵"状态，身体排泄不畅形成了肥胖。她在调理月经的过程中，惊喜地发现随着月经的好转，自己的体型也恢复了往常的纤细。

气滞血瘀肥胖患者由于气血运行不畅，机体代谢失调，水液积聚于局部，从而不仅胃部胀满还容易出现乳房胀满。同时气滞血瘀肥胖患者由于精微物质无法向上输送，容易口干舌燥，脾气暴躁，容易生气。经常感觉头晕目眩而且有多梦的问题，有的还会出现月经不调或者闭经的症状。

方1 山楂荷菊饮

- **材料：**山楂10克，荷叶、菊花、金银花各6克。
- **制作：**将洗净的各药一起放入锅中，加水3碗，煎煮20分钟，去渣取液，代茶频频饮用。
- **食用方法：**随白天频频饮用。
- **中医详解：**山楂与荷叶都有很好的消脂功效，菊花与金银花清热。四味合用有消积化食、降脂减肥、平肝明目的效果，适合眼睛容易干涩、心情烦躁易发怒的虚胖女性。

方2 赤小豆玉米须煲生鱼

- **材料：**玉米须15克，赤小豆80克，生鱼1条，姜3片，盐适量。

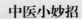

制作：洗净赤小豆、玉米须，浸泡3小时。生鱼宰洗净。烧起油锅，放入姜爆炒至微黄，放入生鱼，煎至微黄，放入瓦煲内，加水8碗，放入赤小豆、玉米须，武火煮沸后，改文火煮1.5小时，加盐便可。

食用方法：随三餐食用。

中医详解：赤小豆能利湿消肿，解毒排脓，对心脏病、肾病、水肿患者均有益，还具有良好的润肠通便、降血

中医小妙招

穴位按摩

　　每天按摩三阴交、足三里等穴位，要有酸胀的感觉，每次按摩20分钟，每天1次。按摩完最好进行室外的有氧散步20~30分钟，最佳时间在吃饭后进行。

压、降血脂、调节血糖、预防结石、健美减肥的作用。玉米须利尿消肿、消脂减肥。生鱼肉质细腻、肉味鲜美、刺少肉多，具有补脾利水、去瘀生新、清热祛风、补肝益肾等作用。生鱼汤一向被视为病后康复和体虚者的滋补珍品，特别适合下半身比较胖的女性塑造窈窕身形食用。

保养小贴士：

1. 气滞血瘀的女士平时比较容易烦躁，甚至容易对周围的人莫名其妙地发火，唇色比较黯，日常可以泡些活血理气的花茶来喝，比如玫瑰花茶、山楂茶，尤其注意少食冷食。

2. 多做有益于心脏血脉的活动，如各种舞蹈、太极拳、八段锦、动桩功、长寿功、内养操、保健按摩术，以全身各部都能活动，助气血运行为原则。

3. 血瘀体质在精神调养上，要培养乐观的情绪。精神愉快则气血和畅，营卫流通，有利血瘀体质的改善。反之，苦闷、忧郁则可加重血瘀倾向。

怎样才能身材健美，丰韵娉婷？

怎样才算材健美？胸部是不是越大越好？我们一起来看看中国女性健康乳房的标准吧。

1. 中国女性乳房为半球形、圆锥形的是属于外形较理想的。

2. 两乳头间距离为22~26厘米，微微自然向外倾。

3. 乳房微微向上挺，厚8~10厘米。

4. 乳晕大小不超过1元硬币，与皮肤有明显的分界线。

5. 乳头应突出，不内陷，大小为乳晕直径的1/3。

6. 中国女性完美胸围大小与身高的关系为：身高×0.53，按此计算：

   胸围÷身高（厘米）≤0.49，胸围太小；

   胸围÷身高（厘米）=（0.5~0.53），标准；

   胸围÷身高（厘米）≥0.53，美观；

   胸围÷身高（厘米）>0.6，过大。

方1 木瓜黄豆羊胎盘汤

材料： 木瓜（半生熟）1/2个，黄豆60克，猪瘦肉150克，姜3片，陈皮半个，羊胎盘1/3个。

制作： 木瓜去皮、籽，切成大块。将洗净的黄豆、陈皮放入碗中，加水浸泡2小时。羊胎盘洗净切块，用生粉、生油各揉擦一次，洗净，氽水。上述材料一起放入瓦煲，加水10碗，武火煮沸后，改文火煮2小时，加盐便可。

食用方法： 随中、晚餐食用。

中医详解： 羊胎盘能益气补虚，为女性调理佳品，与有宽胸丰乳作用的木瓜、有补钙作用的黄豆配伍为汤，气味醇香可口，有养颜润肤、丰乳健胸的作用。适合于少女胸部扁、平、小的辅助治疗。

方2 黄芪虾仁汤

材料： 虾仁100克，黄芪30克，熟地15克，桔梗6克，姜3片，盐适量。

制作： 将洗净的黄芪、熟地、桔梗、姜放入煲汤袋，放进瓦煲，加水8碗，武火煮沸后，改文火煮40分钟，去药渣留药汁，放入虾仁滚15分钟，加盐便可。

食用方法： 随三餐食用。

中医详解： 中医认为河虾补肾壮阳、通乳，去壳的鲜河虾与黄芪、熟地、桔梗配伍是理想的丰乳食养汤品。适合气血虚弱所致的乳房干瘪者饮用，但出现发烧、便秘的时候不宜食用。

方3 花生蜜枣泥鳅汤

材料： 饱满的花生150克，泥鳅300克，猪瘦肉150克，无花果2个，姜3片，盐适量。

制作： 将花生和猪瘦肉洗净，猪瘦肉切大块。用热水或盐洗擦泥鳅黏液，剖干净鱼肚。烧红油锅，放入姜，稍微爆炒，放入泥鳅，煎至微黄，加水5碗，武火煮沸后与花生、猪瘦肉、无花果一起放进瓦煲，再加水3碗，武火煮沸后，改文火煮2小时，加盐便可。

食用方法： 随三餐食用。

中医详解： 民间认为饱满的花生入汤，能使产后的女性通乳。泥鳅性味甘、平，肉质细嫩鲜美，《本草纲目》记载泥鳅有暖中益气之作用，有壮阳、利小便、收痔等功效。无花果清甜甘润，清心润肺。猪瘦肉滋阴、润燥、补肾液、充胃汁、滋肝阴、润肌肤、利二便。本汤能补益养血、通乳丰乳。适宜体型消瘦、乳房发育不良、双乳下垂、产后乳汁稀少的女性食用。

方4 葛根黄豆红枣饮

材料： 葛根30克，红枣6个，黄豆50克，蒲公英15克。

制作： 葛根、黄豆、蒲公英洗净，红枣去核，一起放入瓦煲，加水4碗，武火煮沸后，改文火煮30分钟。分2次饮用。

食用方法： 随白天饮用。

中医详解： 《本草纲目》曾记载："熟妇取葛根、红枣、蒲公英、大豆煎水，每日三次。"民间云："胸部偏小、下垂者，坚持三个月后会变大变挺，且气色红润，肤色白皙，胸型保持数十载。"此汤适合已育或中年妇女的双乳下垂、扁小的辅助治疗。

中医小妙招

瑜伽小锻炼

第一步，跪姿，双脚并拢，身段向下弯曲，头顶置于地板上，肩膀向上提起，双臂置于身段两旁，手心向下，心中缓慢地默数从1至20；第二步，渐渐放低臀部，并置于脚跟上，收转头部，腹部与大腿面紧贴，下巴置于膝盖上方，心中缓慢地默数从1至20。重复2~3次，每天或隔天1次。

PART 4

养生宜养发，
可以"吃"的护发素

女性朋友都希望自己有一头亮丽飘逸的头发，乌黑亮丽的头发更是身体健康的标志。但现在有些妇女出现过早白发，令人为此担忧和不安。白发，是指头发部分变白或全部变白，分少白发和老年白发。年轻时最初头发有稀疏散在的少数白发，以后可逐渐或突然增多。白发的病因复杂，可能与营养障碍、神经功能紊乱（包括精神创伤、情绪激动、悲观或抑郁等），或家族遗传性等因素有关。中医认为，白发多因先天肾气禀赋不足，肝肾亏虚，精血不足，血不荣发而变白；或素体虚弱，大病久病尚未康复，气血两虚，发失荣润而变白；或营血有热，素体阴虚，虚热熏灼，须发失养而变白；或平素多愁善感，性格急躁，肝失调达，气滞血瘀，血不荣发而变白。

现在有许多人为了使自己显得更年轻，更漂亮一些，就去染发，甚至年轻人即使没有白头发，也喜欢将头发染得五颜六色的，有些人甚至一个月染一次头发。染发确实能改变人的形象，但染发剂中含致癌物质。很多医学专家认为，长期、频繁地使用染发剂，可能增加患膀胱癌、肺癌、乳腺癌、宫颈癌、皮肤癌的几率。因此要适当控制染发的次数，即使非染不可，也不应在三个月内再次或反复染发，而且怀孕与月经期间最好尽量不要染发。

头发早白，易脱落

郑女士30多岁生过一场大病后，头发突然白了许多，脱发也比较严重，身体一直不好，腰和膝盖总是酸软无力，容易怕冷，月经量也越来越少，记忆力减退。医生给她做了检查后发现她有卵巢早衰的倾向，给她用了益肾填精的中药，并叮嘱她平时多吃些补肾的药膳，一段时间后她的月经量慢慢增多，头发变白脱落的状况也改善了。

肾虚导致头发生长无源，毛根空虚而脱落，由于肾精亏虚而出现少年头发早白，在平时调理中应当注意滋养肾精。

方1 制首乌芝麻煲猪脊骨

材料：制首乌15克，黑芝麻50克，猪脊骨300克，姜3片，盐适量。

制作：黑芝麻筛选干净，小火炒香。制首乌洗净，稍浸泡，捞起装进煲汤袋。猪脊骨洗净，用刀背敲裂。上述材料与姜一起放入瓦煲，加水10碗，武火煮沸后，改文火煮 2 小时，捞起煲汤袋，加盐便可。

食用方法：随三餐食用。

中医详解：制首乌有补肝肾、益精血、乌须发、强筋骨的功效，是传统的美发良品，能够滋养头发，赋予秀发深层营养，使秀发韧性增加不易折断。黑芝麻具有"补肝肾，滋五脏，益精血，润肠燥"等作用，被视为滋补圣品。经常食用这款汤品，能够益肾养血、乌发生发，尤其适合头发干枯脆弱的女性。

方2 杜仲菟丝羊肉汤

材料：杜仲15克，菟丝子30克，羊肉250克，桂圆肉10粒，姜5片，盐适量。

制作：桂圆肉洗净。羊肉洗净，置于有姜、酒的沸水中稍滚片刻，再用凉水洗净。杜仲和菟丝子洗净，装进煲汤袋，放入锅中，加水5碗，煎煮30分钟，去药渣留药汁，在药汁中再加清水6碗，投入羊肉、桂圆肉、姜，武火煮沸后，改文火煮 2 小时，加盐便可。

食用方法：随三餐食用，冬天食用效果更佳。

中医详解：杜仲有很好的补肝肾、强筋骨的作用。菟丝子补肾、养发、乌发。羊肉、桂圆肉补肾益精、补气益气、生发乌发。此汤适宜头发早白、腰膝酸痛的女性。

方3 桑葚子黑枸杞子炖猪腰

材料：桑葚子30克，猪腰1个，黑枸杞子15克；姜5片，盐适量。

制作：猪腰剖开，去白脂膜，用盐揉擦干净，切片状，置于有姜、酒的沸水中稍滚片刻，再洗净。桑葚子、黑枸杞子洗净。上述材料与姜一起放入炖盅，加冷开水3碗，盖上盖，隔水炖2小时，加盐便可。

食用方法：随中、晚餐食用。

中医详解：桑葚子补益肝肾、滋阴养血，对乌发有特效，配以补肾之猪腰能够补肝肾、益精血、黑须发、抗衰老。此汤用于中年人因肝肾气血不足而早生白发或脱发的调理。

方4 桑寄生鸡蛋饮

材料：桑寄生30克，土鸡蛋1个，红糖适量。

制作：将洗净的桑寄生和鸡蛋一起放入瓦煲，加水5碗，武火煮沸后，改文火煮约20分钟，捞起鸡蛋去壳后，再放入继续煎煮30分钟，去药渣，加入适量红糖，便可频频饮用。

食用方法：随平时频频饮用。

中医详解：《本草纲目》记载，桑寄生可以滋养肌肤、护固头发、坚固牙齿、长须眉、安胎。可见桑寄生既可

中医小妙招

叩敲脚穴

　　每天晚上睡觉前用小竹板叩敲脚部的涌泉60次，接着再用同样方法叩敲腿部的太溪穴位60次（涌泉位于足底部前脚掌的中心；太溪穴位于脚内踝最高骨下方的凹陷处）。双足同时进行或者交替进行，每日1次。

补肾强腰，又可补血以养发。鸡蛋含有较丰富的铁和硒元素，人的颜面泛出红润之美，头发乌黑油亮，离不开这些人体必需元素。

保养小贴士：

1. 注意饮食营养，可常吃紫珠米、黑豆、赤小豆、红菱、黑芝麻、核桃等。蔬菜类常食胡萝卜、菠菜、紫萝卜头、紫色包心菜、香菇、黑木耳等。动物类常食乌鸡、牛肝、羊肝、猪肝、甲鱼、深色肉质鱼类、海参等。水果类常食红枣、黑枣、柿子、桑葚子、紫葡萄等。总之，凡具有深色（绿、红、黄、紫）的食物都含有自然界的植物体与阳光作用而形成的色素，可以补充人体的色素，对头发色泽的保健有益。另外注意保证充足的蛋白质、维生素等。多吃植物油，少吃动物类油脂，少吃白糖，可以用蜂蜜或红糖少量代替。

2. 严重白发，要及时治疗，保持心情舒畅，不要过度紧张、劳累。

头皮出油易脱发

　　小刘是个湖南姑娘，28岁，从小是个辣妹子，无辣不欢，这几年到广州工作，广州湿热较重，并不适合过食辛辣，然而她改不了口味，加上工作压力比较大，一段时间后，皮肤和头发变得容易油腻，面部出现痤疮，头发开始脱落，头顶的头发开始早白，脾气也日益急躁，夜间难以入睡，大便干燥难解，小便色黄，中医告诉她，这是湿热在她体内蓄积导致的，后来在中药调理的过程中，她配合食用药膳，并改变饮食习惯，调养性情，慢慢地，头发恢复往日光彩，人也越发漂亮了。

　　湿热蕴结所致脱发是因为湿热影响脾胃的吸收运化功能，而肾精的充盛需要后天脾胃的吸收转化，所以在平时调理中可以健脾祛湿，配合滋肾之品。

方1 双地茶

- **材料**：生地、地骨皮、制首乌各10克。
- **制作**：将洗净的生地、地骨皮、制首乌放入锅中，加水3碗，煎至1碗，分2次饮用。
- **食用方法**：随上下午饮用。
- **中医详解**：此茶中的生地有清热凉血的作用，地骨皮能清热降火，制首乌能养血滋阴、乌须发。常饮双地茶能够清热凉血、养血乌发。

中医小妙招

梳头

　　梳头可以按摩头皮，起到促进大脑保健和美发的作用。平时可常用梳子梳理头发，经过百会、太阳、玉枕、风池等重要穴位，以疏通血脉，使气血流畅，从而改善头部毛囊下末梢的血液循环，调节大脑功能，增强脑细胞的营养，如能长期坚持，还可以延缓衰老。对偏头痛、眼疾、失眠等有一定的防治效果。

思虑过多而脱发

小杨是大学毕业不久的年轻女性，找工作一直不顺利。进入公司后，作为新人，因为不熟练而被批评，对同事的批评，她常常耿耿于怀，天天情绪郁闷。慢慢地，她逐渐出现口干口苦、失眠多梦的状况。后来还出现乳腺小叶增生、痛经，甚至头发开始变白，于是她更加焦虑。咨询了医生后，她知道自己是肝气郁结了。

方1　柴胡香附粥

材料：柴胡、香附各15克，粳米50克，白糖适量。

制作：将洗净的柴胡、香附放入锅内，加清水5碗，武火煮沸后，改文火煎煮30分钟，去渣取汁，将洗净的粳米倒入药汁中，加水3碗，煮成粥，放入白糖即可。

食用方法：随三餐食用。

中医详解：柴胡有舒肝、升阳之功效。香附能够理气解郁、调经止痛，被称为"妇人之仙药"。故此粥有很好的疏肝理气的效果。

中医小妙招

绿茶护发法

先将两袋绿茶浸泡于一杯热水中，然后将热的绿茶混合物均匀涂抹于头皮处，轻轻按摩头皮，等待1小时，然后用清水冲洗干净。每周2次。

保养小贴士：

1. 肝气郁结在调理的同时，也需要您自己的努力，放平心态，多进行户外运动，亲近大自然。

2. 这一类型若出现月经异常，通常与内分泌功能失调、卵巢、器质病变或药物、精神压力、饮食相关。建议去医院进行检查，以明确诊断，针对性治疗。同时不要精神过于紧张，注意保暖。

PART 5

皮肤调理，
白里透红好脸色

每一位女性都希望自己容颜肤色白皙、漂亮、靓丽和红润。要想皮肤好，饮食健康、心理调节和睡眠都十分重要，缺一不可。中国人有自己独特的容颜与肤色，加上中国地域辽阔和气候的差异，各地方生活的人群肤色也有不同，不应盲目追求肤色的"白"。但是面部如果出现痤疮、雀斑、黄褐斑等影响女性容貌与肤色的疾病，要予以调理。

只要青春不要"痘"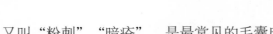

痤疮俗称"青春痘"，又叫"粉刺""暗疮"，是最常见的毛囊皮脂腺的慢性炎症性皮肤病。痤疮因皮肤的毛孔堵塞、皮脂毛囊发炎所致。青春期的年轻人几乎每个人都曾经长过痤疮，有些长在脸上，有些长在脖子、背部或手臂上，一般到了25岁以后就会慢慢消失，所以不必太介意。每个人的体质不一样，痤疮的生长类型，或造成的损害程度也有不同，表现也不一样，有些人只出现轻微的粉刺，有些人却是出现严重的囊肿，表现为丘疹、黑头、脓疱、脓肿、结节、囊肿，留下的色素沉着和疤痕，有碍美观，令爱美的女士非常难堪和痛苦。

根据表现的轻重不同，对痤疮分级如下：

Ⅰ级：粉刺为主，少量丘疹、脓疱，总皮损少于30个。

Ⅱ级：粉刺和中等量丘疹、脓疱，总皮损数31～50个。

Ⅲ级：大量丘疹、脓疱，总皮损数50～100个，结节数少于3个。

Ⅳ级：结节/囊肿性痤疮或聚合性痤疮，总皮损多于100个，结节/囊肿多于3个。

中医认为皮肤是五脏的镜子，痤疮虽生长在皮肤表面，但与脏腑功能失调关系密切。常见原因有，肺胃蕴热，肠胃湿热，肝郁血瘀，痰瘀互结，具体分析如下。

🍃 肺胃蕴热

小张是个漂亮的女孩子，只是在天气炎热的时候容易长痤疮，皮肤表现是红色丘疹、粉刺，或者有小脓疱，伴有轻度的疼痛或者瘙痒。她平时很喜欢喝冷饮和吃雪糕，大便不通畅，经常两三天才解一次大便。看过医生后才知道自己是热性体质，胃经分布在面颊，肺主皮毛，肺与大肠相表里，肺胃经蕴热，热邪不能及时通过大肠排泄，体内毒素损害皮肤，就会出现脸上痤疮、身上湿疹。通过饮食调理，疏通肠胃，皮肤自然就好起来了。

肺胃蕴热所致痤疮是由于肺胃感受风热后，肺气宣发肃降失常，而肺胃两经循行过头面，所以表现为面部痤疮，平时日常调理中应当清解肺胃之热。

良方 枇杷叶膏

- **材料**：鲜枇杷叶1000克，蜂蜜适量。
- **制作**：将鲜枇杷叶洗净，刷去背面的叶毛，切成段，放入锅中，加水10碗，武火煮沸后改文火煎煮3小时，过滤去渣，再浓缩成膏，兑入蜂蜜适量混匀，贮存备用。每次吃一汤匙，每日2次。
- **食用方法**：每日早上取膏一汤匙，冲温水饮用，或含服。
- **中医详解**：枇杷叶有清降肺气、清热止咳、和胃利尿、止渴的作用。蜂蜜是一种营养丰富的天然滋养食品，能滋养、润燥、解毒、美白养颜、润肠通便。枇杷叶膏适合有痤疮，同时有大便秘结、口咽干燥、口腔溃疡状况的女性。

中医小妙招

绿豆粉白醋面膜

睡觉前先清洗面部皮肤，然后将绿豆粉和白醋按1∶1的比例混合，搅匀，涂在痘痘上，待10分钟后擦去即可，皮肤过敏者慎用。

保养小贴士：

1. 饮食方面要多吃蔬菜和水果，少吃脂肪、糖类和辛辣
   等刺激性食物。
2. 喜欢吃甜食是造成长青春痘的重要因素。糖分多的蛋
   糕及碳水化合物多的点心最容易造成青春痘。另外，
   花生等果仁类也应尽量少吃。爱美的少男少女们最好
   对这些食物敬而远之。
3. 快餐、零食等垃圾食品，容易造成便秘。
4. 爱吃夜宵不仅对胃不好，而且会造成便秘，会引来痘痘。

🌿 肠胃湿热

　　杨小姐，喜欢吃辣椒和烧烤，每到周末就要去大吃一顿。进入青春期后，她发现脸上和背部的皮肤油油的，总是很脏的感觉，而且开始出痤疮，口气变重，大便总是比较黏腻。中医说她脾胃湿热太重了，在进行中医调理的同时，她开始清淡饮食，经常做些果蔬汁清肠，一段时间后，皮肤就恢复光滑了。

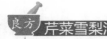 **芹菜雪梨汁**

- **材料：** 芹菜50克，番茄1个，雪梨1个，柠檬3片。

- **制作：** 将上述食材洗净切成小块，一起放入果汁机中搅拌成汁，每天饮用1次。

- **食用方法：** 随中餐或晚餐后1小时饮用。

- **中医详解：** 芹菜中含有丰富的纤维，可以过滤人体内的废物，刺激身体排毒。番茄能健胃消食。雪梨可以养阴清热、

中医小妙招

薄荷水洗脸

在锅内放入清水2000毫升，武火煮沸后放入薄荷30克，再煮5分钟，熄火，用薄荷水蒸气熏蒸面部，待水温至适宜温度后用薄荷水洗脸，早晚各一次。

降火生津。柠檬有防止和消除皮肤色素沉着的作用，爱美的女性应该多食用。这款蔬果汁对肺热、脾胃湿热导致的痤疮效果明显。

保养小贴士:

1. 忌用油脂类护肤品，少食油腻食物，有助于痤疮的治愈。
2. 注意面部清洁，保持毛囊皮脂腺导管的通畅。每日早晚用温水洗脸，因为冷水不易去除油脂，热水促进皮脂分泌，不用刺激性肥皂。洗脸次数不宜过多，以免破坏正常的皮脂膜。
3. 不宜选用油质化妆品，慎用防晒霜、遮盖霜及粉底等。尽量选补水性好的柔肤水，油性皮肤多补充水分可达到平衡油脂分泌，改善油性皮肤的作用。
4. 胃溃疡、胃酸分泌过多的女性不宜过多饮用柠檬水。

🍃 肝郁血瘀

小陈是一个心思细腻的女孩子，在学校压力再大也闷在心里不跟家里诉苦，时间久了，郁郁不舒，竟然变得容易发火，月经来潮前乳房胀痛，痛经也比原来厉害，脸颊两侧出了小痤疮，月经前就会加重，后来在中药调理加情志治疗的同时，她做了些蜜饯金橘当零食吃，开始10天大便稀烂，一天3~4次，气味奇臭，之后大便正常，胃口和睡眠正常，皮肤慢慢恢复了细腻滋润。

良方 **蜜饯金橘**

🖊 **材料:** 槟榔、连翘各15克，金橘500克，蜂蜜50克。

🍲 **制作:** 将金橘洗净，去核；槟榔碾成粉，备用；洗净的连翘放入锅中，加水8碗，煎煮半小时，去渣取汁；将金橘、槟榔粉一起放进药药汁再煮，煮至金橘熟烂（药液不足可适当加水），汁液将干时，加入蜂蜜，再煎煮10分钟，收汁即可停火，待冷，贮于瓶罐中。

- **食用方法：** 每天早、晚各吃蜜饯金橘3~5个。
- **中医详解：** 金橘有健脾理气的作用；连翘清肝热；槟榔可治情志失调，气顺了推动血液运行，瘀血自然去除。

中医小妙招

矿物沐浴

　　在温水中加入1杯海盐及2杯碳酸氢钠，沐浴20~30分钟，沐浴时多揉按肚脐周围来改善血液循环，来月经前尽量少摄入食盐。

保养小贴士：

1. 肝气郁结对女性影响多多，因此女性朋友平时要多调整心态，保持精神愉快。长了青春痘，不要产生心理负担，以免引起神经内分泌紊乱，使病情加重。
2. 适度运动可促进新陈代谢，对身体及肌肤都有良好效果，每天3分钟的体操，是保持美丽肌肤的绝对秘诀哦！

痰瘀互结

　　小赵从进入青春期开始就痤疮不断，还留下了暗红的印子很久都不能消除，这些疤痕和痤疮使她的自信心降低，不敢正视别人。她平时大便比较黏腻，体型偏胖，舌苔黄厚腻，湿热阻滞了她气血的运行，瘀血与湿热搏结，导致她痤疮频发而且很难恢复。

　　湿热在体内郁结日久，形成痰湿，阻滞了气血的运行，导致湿热、痰、瘀血相互搏结在一起聚集在颜面，形成痤疮。

方1 益母川贝鸡蛋汤

材料： 益母草15克，川贝母5克，鸡蛋1个，蜜枣3个。

制作： 各种材料分别洗净，益母草稍浸泡，与川贝母、带壳的鸡蛋、蜜枣一起放进瓦煲内，加入清水4碗，武火滚沸后，改中火煮至蛋熟，取出去壳，放回锅中，改文火煲至2碗，调味后饮汤吃蛋。

食用方法： 随三餐食用。

中医详解： 益母草，具有活血行瘀之功效，是美容护肤常用药品之一；鸡蛋是健美和食疗价值较高的食品；加上滋养的蜜枣合而为汤，有补肝肾、养血、活血行滞、养颜健美的作用。

方2 桃仁山楂粥

材料： 桃仁5克，山楂10克，荷叶半张，粳米150克。

制作： 各种材料洗净，桃仁、山楂、荷叶放入锅中，加清水5碗，煎煮20分钟，去渣留汁，加入粳米，煎煮成粥，调味食用。每日1次，连食30日。

食用方法： 随三餐食用。

中医详解： 桃仁能够活血化瘀、润肠通便、化瘀祛斑、润肤去皱、收敛毛孔，对皮肤干裂、皱纹、黄褐斑、皮肤瘙痒、酒渣鼻有改善作用。需要注意，桃仁对皮肤有轻微刺激性，敏感性皮肤者慎用。山楂能消滞助消化，加强化瘀之功。本粥适合于痤疮反复发作、痘印斑点隐隐不退的女性朋友。

中医小妙招

芦荟祛痘

将新鲜的芦荟洗干净捣成泥，涂抹在洗干净的面部，唇部和眼周要避开不能涂抹，20分钟后用清水洗干净，每周坚持使用3~4次。

保养小贴士：

"痘龄"比较长的女性朋友，如果出现痘印极难消除，就是体内有瘀血阻碍了，要注意饮食清淡、大便通畅、心情愉快，才有利于病症的消除。

祛斑美白，让肤色亮起来

黄褐斑是一种面部出现褐色斑的色素异常性皮肤病，中医称为"黧黑斑"。黄褐斑也称为肝斑和蝴蝶斑，是面部黑变病的一种症状，是发生在颜面的色素沉着斑。西医认为这与内分泌有关，荷尔蒙在体内增多，刺激黑色素细胞，分泌黑色素和促进黑色素的沉着堆积是主要原因。如怀孕期间面部"妊娠斑"，属于生理反应性雌激素水平增高所致。月经不调、卵巢和子宫疾病等可诱发此病。

中医认为此病的发生多与肝、脾、肾三脏关系密切，以气血不能上荣于面为主要病机，主要有肝气郁滞，肝肾不足，脾虚痰湿，气血郁滞等多种类型。

肝气郁滞

小毛姑娘是一个完美主义者，从工作到生活每件事都要求很完美，有些不如意就积压在心里。最近，她发现自己面部出现了黄褐斑，月经来潮时早时晚，来潮前乳房胀痛得厉害，总觉得口苦，经常嗳气，吃了好多药物都没治好。在调理月经的过程中，医生告诉她这些情况都是她肝气郁结造成的。

情志不能够舒畅，肝气郁结，气郁就是气聚集在一起不能够流通，这样气就容易化生为火，导致颜面的气血失和，面部肌肤得不到足够的营养而生斑。

方1　槟榔露酒

材料： 槟榔、橘皮各20克，玫瑰花10克，黄酒500毫升，冰糖适量。

制作： 将槟榔、橘皮、玫瑰花装入布袋，与黄酒同入陶制容器内，文火煎煮30分钟后，酌加冰糖溶化，冷后去除药袋贮存，将其放入冰箱储存。早晚各服用1次，每次20毫升。

食用方法： 随晚餐后饮用。

中医详解： 槟榔、橘皮都有很强的疏肝理气作用，并能健脾理气；玫瑰花疏肝活血；黄酒来源于谷物，既能够补气血又能够通血络，这几种配在一起有行气解郁，燥湿调中的功效。孕妇忌服。

方2　柠檬茶

材料： 新鲜柠檬，白糖。

制作： 柠檬用温开水洗净，晾干，切薄片，在每片之间撒入白糖适量，置密封罐内1周。每日取1~2片柠檬及汁，代茶泡饮。可常服。

食用方法： 随时食用。

中医详解： 柠檬具有美容保健的作用，它所含的柠檬酸能够祛斑，可以防止黑色素的沉淀，起到亮肤的作用，食用和涂抹都有很好的效果。经科学家实验证明柠檬汁可以达到清洁皮肤，减缓衰老的作用。每天晚上睡觉之前如果坚持使用柠檬片擦拭面部的皮肤，可以彻底清除脸上的油污，更神奇的是经常使用柠檬片擦拭可以达到消除皱纹的效果。如果使用蛋白加柠檬汁来做面膜，可以紧肤去黄，

中医小妙招

中药沐浴

　　青皮30克，佛手30克，香附30克，赤芍30克，白芷15克。将以上药材放入锅中，加水2000毫升，武火煮沸后，改中火煎煮20分钟，药渣和药汁倒入沐浴桶中，待水温合适后浸泡全身。药浴时间每次15~20min，每周2次。

使女性的皮肤容光焕发。适用于各种类型的黄褐斑。

保养小贴士：
要保持心情舒畅愉快；避免忧思抑郁的精神状态，以防病情加重。注意休息和保证充足的睡眠。睡眠不足易致黑眼圈，皮肤变灰黑。

🍂 肝肾不足

范女士是一位优雅的女性，皮肤白里透红，随着年龄的增长，她的面部出现了黄褐斑，颜色比较重，化妆也遮不住，面色晦暗，平时容易疲乏无力，尤其是腰膝酸软，在安静的环境下还会感觉耳朵里有细小尖锐的鸣叫，晚上睡着后就会出汗，手脚心发热，越来越健忘，这令她很痛苦。医生告诉她这是因为肝肾中的阴精不足了，使虚火上炎，灼伤了阴血，面部肌肤失去濡养，因而出现斑纹。

肝肾不足引起的黄褐斑是由于肝肾阴虚，阴虚化热，灼伤阴血，致使颜面气血失和而出现面部黄褐斑。因此在平素调理中应当注意滋补肝肾，少食燥热之品。

方1 桑葚汤

- **材料：** 新鲜桑葚子60克，冰糖少许。
- **制作：** 桑葚子洗净，放入锅中，加入水4碗煎至2碗，调入冰糖，食用。
- **食用方法：** 随餐后食用。
- **中医详解：** 桑葚子可以补益肝肾，具有延缓衰老、美容美颜的作用，因此对肝肾不足导致的面部生斑有调理作用。

方2 苹果鲫鱼汤

材料：苹果1个，黑木耳、白木耳各10克，鲫鱼1条，生姜3片，盐适量。

制作：苹果去皮、芯，洗净，切块；黑木耳、白木耳稍浸泡，去蒂，撕为小朵；鲫鱼宰洗净，烧红油锅，放入鲫鱼，煎至微黄，倒入水6碗，放入姜，武火滚沸后改文火煲约40分钟，加入苹果，继续煲20分钟，调味便可食用。

食用方法：随三餐食用。

中医详解：苹果是美容佳品，既能减肥，又可使皮肤润滑柔嫩，其所含的大量水分和各种保湿因子对皮肤有保湿作用，维生素C能抑制皮肤中黑色素的沉着，常食苹果可淡化面部雀斑及黄褐斑。黑木耳具有益气强身、滋肾养胃、活血等作用，能软化血管，降低血黏度，促使血液流动通畅，减少瘀血的发生，还有较强的吸附作用，经常食用利于使体内产生的垃圾及时排出体外。此款汤品能够益气滋润、美白肌肤，适用于面色无华、肌肤颜色晦暗、黑眼圈并伴有大便不畅者。

中医小妙招

葡萄敷脸

葡萄10颗，蜂蜜适量。将葡萄洗干净，去皮、核，放入榨汁机中，榨汁，将过滤后的果汁倒入杯中，加入蜂蜜调匀，敷脸，每周2次。

保养小贴士：

1. 人体肝肾的阴精充足，面部才有光泽，随着年龄的增大，阴精会慢慢流逝，因此要养，尤其是肾，内在充盛，外在才会年轻。

2. 中医认为黄褐斑的形成是机体机能失调的外在表现，在治疗方面主张治病求本，调整机体失调的状态，消除内邪的致病因素，而不能依赖化妆品。积极治疗原发疾病，疾病痊愈了，黄褐斑也就消失了。

3. 要戒掉损伤肝肾的不良习惯，如抽烟、喝酒、熬夜、过度房事等。

脾虚痰湿

杨女士是一位体态丰腴的女性，她说自己是那种喝水都会胖的人，食量并不怎么大，甚至很多时候都不想吃饭，就是瘦不下来。平时白带量很多，容易困倦，脸上总觉得油油的、脏脏的，还有黄黄的斑，医生告诉她这都是因为她的脾不能运化水湿，水湿堆积在身体里而造成的。湿浊熏蒸面部而形成了黄褐斑。

良方　茯苓扁豆莲子汤

- **材料：** 白茯苓、白扁豆各30克，大米150克，盐适量。
- **制作：** 将洗净的白茯苓用纱布袋包好，与洗净的白扁豆、大米一起放入锅中，加水8碗，煎煮为粥，调味便可食用。
- **食用方法：** 随三餐食用。
- **中医详解：** 不少人都知道茯苓是健脾补中、宁心安神、利水渗湿的要药，殊不知它也是一味不可多得的养颜美容佳品，具有美白祛斑、祛痘、抗衰老的作用。白扁豆清暑化湿，健脾止泻，解毒和中。本汤饮适合于身体虚胖、痰多、身体容易困倦的女性。

中医小妙招

茯苓敷面膜

将白茯苓15克研成细末，用蜂蜜调成膏状，每晚用以敷面，晨起洗去。平时敷面膜前后应注意皮肤清洁，注意休息，保证早睡。

气血郁滞

安女士是一位白领，做文案工作，上班就在电脑前坐着，下班就在家里沙发上坐着，很少运动。最近她发现自己月经量越来越少，还夹杂着许多血块，痛经也越来越厉害，更让她不开心的是，脸色竟然出现了颜色晦暗的黄褐斑。在调理月经的时候，她问医生可不可以顺便帮她调理皮肤，医生告诉她，皮肤和月经的问题是同一个症结导致的，都是因为气血不通畅，面部失去足够的养分而形成色斑。

方1 田七红枣猪瘦肉汤

- **材料：**田七10克，红枣10个，猪瘦肉200克，姜3片，盐适量。
- **制作：**各种材料洗净。田七打碎。所有材料放入瓦煲中，加水8碗，武火煮沸后，改文火煮1.5小时，调味便可食用。
- **食用方法：**随三餐食用。
- **中医详解：**田七具有葆青春、抗衰老，消除和减少皮肤皱纹及老年斑等功效，尤其适用于女性的美容、护肤，能改善皮肤外观，使皮肤柔软并增加弹性。红枣能补脾、养血、安神，经常服食，可以驻颜祛斑、健美丰肌，对面部黑斑、形瘦有辅助疗效。此款药膳能够活血养血、清斑美容，适用于血瘀阻滞、血行不畅引起的面部色素沉着，色斑加重或加深，肌肤干燥、晦暗，经行不畅，痛经的女性。

> **保养小贴士：**
> 一般脾虚湿胜的女性面部看着都偏于油油的、脏脏的感觉，往往健脾可以取得比较好的效果。

方2　桃花悦颜汤

- **材料**：白桃花6克。

- **制作**：白桃花漂洗净，放入锅中，加水3碗，煎汤，代茶频饮。每日1剂。

- **食用方法**：不拘时服，可连用1~2周。

- **中医详解**：桃花的美容作用早为古人所认识，《神农本草经》云，桃花"令人好颜色"，用现代的话说就是有美容作用。其实，桃花能美容养颜是有科学根据的，桃花含有丰富的香豆精、山柰酚、三叶豆苷和维生素等物质，这些物质能改善血液循环、疏通脉络、增加皮肤营养和氧供给，使令人体衰老的脂褐质素加快排泄，防止黑色素在皮肤内慢性沉积，迅速恢复和活化肌肤细胞。需要注意的是，经期时应停用，大便泄泻的女性暂时停服。

PART 6

对症调理，
恢复健康好身体

调理月经，拯救卵巢

月经过少

月经过少是月经能够按时来潮，但是月经的血量明显减少，或者月经来潮1~2天就结束伴随月经量的减少。

中医认为，月经减少的病因病机较复杂，总的可以分为虚、实两大类。虚者主要是因为血不足了，无血可下，如同河道干枯了，没有水可以流出港口。这就需要补水也就是补阴血。实者则是因为河道被一些泥沙堵住了，水不少，只是被阻隔在上游，无法流下。这些"泥沙"可以是气滞、瘀血或者痰湿。这只需要挖出泥沙，疏通河道，恢复河道的通畅就可以了，无需再补水。

具体来说，虚证可分为肾虚、血虚两类，而实证可分为血瘀和痰湿两个证型。

肾虚

廖姑娘今年21岁，月经量少反复有3个月了。她每次来月经差不多2天就干净了，而且不用卫生巾只用护垫就可以了。她的经血颜色暗淡，且体形比较瘦小，容易出现头晕、腰痛、耳鸣、腰酸乏力等。她脸上没有什么光泽，看上去年龄比实际年龄大很多。妇科检查发现她除了子宫略小，其他没有异常。中医主任说这是典型的肾虚导致月经过少。因为肾精是月经的基础，肾虚就会导致血海空虚，胞宫失去营养，从而出现月经量少、颜色淡暗。因此治疗方面要从最根本的补肾着手。

方1 地黄粥

- **材料**：粳米50克，姜汁10滴，红糖适量，熟地汁50克。

- **制作**：熟地切碎后加水3碗浓煎至半碗，备用。粳米煮成粥，待熟时加姜汁及熟地汁，搅匀加红糖适量。

- **食用方法**：随三餐食用。

- **中医详解**：熟地有滋养肝肾、养阴益精之功；粳米补中益气、健脾胃。这款粥适用于既往月经正常，由于堕胎、小产、分娩或大病久病后，月经逐渐减少伴有腰酸腿软、形体瘦削、精神疲倦的女性食用。

方2 枣杞龙眼甜羹

- **材料**：南枣10枚，枸杞子15克，龙眼肉10克，鸡蛋1个。

- **制作**：先将南枣、枸杞子、龙眼肉加水3碗，煮沸后改文火煲至1碗，加入鸡蛋，煮成荷包蛋。

- **食用方法**：随三餐食用。食蛋喝汤，分2次，1日服完。

- **中医详解**：南枣有滋肾养肝、健脑安神的功效；枸杞子补肝养肾；龙眼肉补血安神；鸡蛋是大家熟悉的富有营养的食品，能滋阴润燥，补脾养血。这款甜品适合月经量少伴有睡眠欠佳的女性。

方3 核桃酒

- **材料**：核桃500克，黄酒1000毫升，红糖250克。

- **制作**：将核桃打碎，置于容器内，倒

中医小妙招

提拉耳尖

先用双手拇指和食指分别揉捏双耳上部，然后再往上提揪。两耳交替进行，每侧共20次。刚开始会出现疼痛不适感，但随着时间的推移不适症状会明显改善。

入黄酒，加盖。密封20天后，滤取酒浆，加红糖，煮滚溶化，装瓶。

🥣 **食用方法：**随中、晚餐时饮用。每次10毫升，每天2次。

🍵 **中医详解：**核桃有益肾、补血、养神等功效，是食疗佳品；黄酒含有丰富的营养，能通血脉、厚肠胃、润皮肤、散湿气、养脾气、养血活血。这款酒适合月经量少伴有小血块的女性。

保养小贴士：

补品多比较滋腻，容易影响消化。如果平时消化能力欠佳，吃了东西后容易肚子胀，可适当加些陈皮、茯苓健脾养胃，帮助消化。

🍃 血虚

小林月经减少有5个多月了，伴有头晕眼花、心慌气短、睡眠不安、全身乏力等。她脸上没有什么血色，黄黄的，嘴唇、指甲也比较苍白。医生告诉她这是血虚引起的，血虚所致月经量少是由于血虚无法充盈胞宫；头晕眼花为血虚不能营养头部所致；血虚不能养心就会睡眠浅而不安；血虚不能养心肺会出现心慌心悸、气短。

方1 **归芪羊肉汤**

🍳 **材料：**羊肉250克，当归、黄芪各30克，姜3片。

🍲 **制作：**羊肉洗净切块，当归、黄芪各布包，与姜共入砂锅内加6碗水，炖2小时至烂熟。根据口味酌加调料。

🥣 **食用方法：**弃药包；喝汤吃肉。随三餐饮用。

🍵 **中医详解：**当归有补血、活血、调经作用；黄芪补气，帮助当归生血；羊肉能补虚劳，益气血。这款汤适合月经逐渐减少、头晕耳鸣、心慌心悸、多梦、脸色黄的女性。

方2 黄芪枸杞乳鸽汤

- **材料**：黄芪30克，枸杞子15克，乳鸽1只。

- **制作**：将乳鸽洗净和黄芪、枸杞子同放炖盅内，加水3碗，隔水炖熟，调味后饮汤食肉。

- **食用方法**：隔天炖服1次，每月连服4～5次。

- **中医详解**：枸杞子补益肝肾；乳鸽具有滋补肝肾、补气血的作用，常吃可以使身体强壮；黄芪补气生血。这款汤适合瘦弱、容易乏力的女性。

方3 墨鱼当归汤

- **材料**：墨鱼1条（约250克），当归10克。

- **制作**：将墨鱼洗干净，与当归共煮汤，根据个人口味调味。

- **食用方法**：随三餐食用。

- **中医详解**：李时珍称墨鱼为"血分药"，是治疗妇女贫血、血虚经少的良药；当归有养血活血祛瘀、润肠通便的功效。这款汤适合月经量少伴有小血块或有便秘的女性。

中医小妙招

艾灸

选取气海、关元穴。将艾灸盒放在肚脐下一手掌处，每次艾灸15分钟，注意皮肤温度，以免灼伤皮肤。

保养小贴士：

1. 岭南气候温暖潮湿，羊肉比较温热，尽量选择在冬季寒冷的时候食用，如果出现上火的情况，就先停服。

2. 气血不足的女性平时不要剧烈运动，防止过量消耗体内的气，此时养更重要。可以适当散散步，做些舒缓的运动，不要太过劳累。平时注意摄食鱼、蛋、奶等优质蛋白。

🍂 血瘀

郭小姐今年21岁，近一年多来因工作和家庭的事情不太顺心，心情不好，月经延后，2～3个月一潮，而且月经量明显减少，颜色暗红甚至发黑，有时夹杂有小血块。她变得性情很暴躁，很容易发脾气，做事没有耐心，容易头晕，小肚子总是感觉胀胀的，腰背部疼痛。中医主任说她这是因为体内有了瘀血所导致的。

瘀血阻滞脉道，气血无法下送到子宫卵巢，所以出现胞宫失养，从而出现月经量少；瘀血停留于腰背，不通则痛，所以会出现腰背疼痛。平时调理中应当注意以活血化瘀为主。

方1　红花陈皮糖煎

- **材料：** 川红花10克，陈皮15克，红糖30克。
- **制作：** 陈皮洗净切丝，与川红花一起放入锅中，加水3碗，中火煎30分钟，加入红糖即可。
- **食用方法：** 随平时食用。
- **中医详解：** 川红花活血通经、散瘀止痛，用于月经不调、量少、经闭、痛经等；陈皮有理气健脾、燥湿化痰之功，可刺激胃肠道，促进消化液的分泌，排除肠道积气，增加食欲，帮助川红花活血化瘀；红糖有健脾暖胃、活血化瘀的作用。本品适用于月经量少伴有小血块，以及月经来潮食欲欠佳的女性。

> **中医小妙招**
>
> 沐足
>
> 桃仁15克，红花10克，当归15克，续断20克。放入锅中，加水2000毫升，水煎，取温水没过小腿1/3浸泡，每晚一次。

方2　木香赤芍瘦肉汤

- **材料：** 猪瘦肉250克，木香10克，赤芍10克。

- **制作**：将猪瘦肉洗净，切片备用；木香、赤芍洗净。全部入锅，加清水5碗，武火煮沸后，文火煲2小时，调味即可食用。
- **食用方法**：随三餐饮用。
- **中医详解**：赤芍能活血通经、祛瘀止痛，善治血瘀导致的月经不调、痛经；木香有较强的理气作用，帮助赤芍活血化瘀。这款汤适合于月经量少伴情绪抑郁或易怒，月经来潮前乳房胀痛的女性。

> **保养小贴士：**
> 血瘀的朋友除了用药物调理外，更要调节自己的心态，缓解心理压力，多想想愉快轻松的事情。有时间打下太极拳或练练瑜伽，舒展下身心，转移注意力，有条件的多到大自然中走走，呼吸新鲜空气，看到广阔的风景心胸也会放开。

痰湿

有一个22岁女孩子，随着月经量减少，逐渐发胖4年了，甚至为了减肥喝过减肥药，不仅没有效果，对身体也造成了比较大的损伤。医生说她是体内痰湿太重，而肥胖在中医看来也是痰湿重的一种表现。体内水聚集久了不能排出就会形成痰湿，阻碍了气血运行，导致月经失调。

方1 苍术粥

- **材料**：苍术10克，鸡内金10克，陈皮3克，粳米60克，食盐适量。
- **制作**：将苍术、鸡内金、陈皮洗净，放入锅中，加水5碗，煎30分钟去渣取汁，加入洗净粳米煮粥，调味。
- **食用方法**：每日早晚食粥，适量为度。

中医小妙招

按摩

选取丰隆穴，从腿的外侧找到膝眼和外踝两点连线的中点，在胫骨前缘外侧两指的宽度就是丰隆穴，每日按压3分钟。

🍵 **中医详解**：苍术有较强的燥湿健脾之功；陈皮理气健脾，燥湿化痰；鸡内金帮助消化排除体内多余的积滞。此粥适用于月经量少，形体渐渐肥胖，或面部出油较多生痤疮，带下量较多、色白质稠的女性。

方2 薏苡仁扁豆粥

🥄 **材料**：薏苡仁30克，炒扁豆15克，山楂15克，粳米50克，红糖适量。

🍲 **制作**：薏苡仁、炒扁豆、山楂、粳米一起放入砂锅内，加水10碗煮成烂粥，粥成后加红糖调味。

🍵 **食用方法**：随三餐饮用。

🍵 **中医详解**：薏苡仁健脾渗湿、清热排脓、利水，是去除痰湿很好的药食两用之品，还能滋润肌肤，促进体内血液和水分的新陈代谢；炒扁豆健脾祛湿；山楂消脂。此粥适合体重增加较多、面部油腻的女性。

保养小贴士：

少吃油炸和甜食，这些伤脾助湿；也少食辛辣，以免化热成湿热。

月经过多

月经过多是指月经量明显增多，超过80毫升，但是月经的周期和经期是正常的。虽然都是出血，可您仔细观察，血是不一样的，有的夹杂大量血块，有的颜色鲜红，有的颜色浅淡，而且同时出现的其他症状也是不一样的。这是因为，同一个病，不同的人，不同的体质，不同的年龄，不同的致病因素都会出现不同的临床表现。月经过多可能会引起不同程度的贫血，导致免疫功能低下。月经过多的分类大体上可以分为实热、虚热、气虚、血瘀这几种情况。

◎ 实热

有一位40岁女性，和丈夫打官司，郁怒日久，每逢月经期想起与丈夫不和的事情就怒气大增，火冒三丈。她月经出血量多，血色鲜红，容易口渴、心烦，面色格外红，大便干燥，小便黄。这就是生气导致气不顺，郁而化火，火入血分，引起的月经过多。

方1　两地槐花粥

- **材料**：槐花、生地、地骨皮各30克，粳米30~60克。
- **制作**：将上述材料洗净，生地、地骨皮、槐花用布包，与粳米共放入锅中，加水5碗煮成粥，去药包，调味食用。
- **食用方法**：随三餐食用。
- **中医详解**：生地能清热凉血、养阴生津；地骨皮能清虚热、凉血。本粥适用于月经量多伴有口干，大便干燥，容易心烦的女性。

方2　玉米须炖瘦肉

- **材料**：玉米须30克，猪瘦肉120克，盐少许。
- **制作**：将猪瘦肉切块，同玉米须一起放入陶罐中，加水500毫升，上蒸笼加盖清蒸至肉熟，加盐调味。
- **食用方法**：随中、晚餐食用。
- **中医详解**：玉米须有较强的清热利尿

中医小妙招

山楂玉米芯茶

　　材料：山楂10枚，玉米芯2个。

　　做法：将山楂冲洗干净，去核打碎；玉米芯切成段。一起放入锅中，加清水5碗，煎煮约20分钟，去渣取汁。代茶频饮。

作用，还能止血，适用于月经量多伴有小便黄、量少的女性。

保养小贴士：
尽量不要饮酒，保持情志舒畅。

虚热

29岁的夏小姐，近3年月经来潮越来越多，色红、质稠，伴有腰和膝盖酸软无力，心烦，多梦，睡着后出汗，手足心热，口干，两个颧骨部位格外红。中医主任告诉她这是肾阴虚内热所致，嘱咐她将平时喝的绿茶换成天冬益母饮。

肾阴虚耗伤津液，从而化热，虚热逼迫血液妄行，从而导致月经量多，因此平时调理应当注意滋阴。

方1　天冬益母饮

材料： 天门冬30克，益母草9克，冰糖50克。

制作： 将天门冬、益母草洗净后放入锅内，加水500毫升，煮沸，再加入冰糖即可食用。

食用方法： 随三餐饮用。

中医详解： 天门冬为补阴药，有养阴、润燥、滋肾、止渴、生津的作用；益母草有活血调经、利水消肿的作用。此茶适合经血量多，血色鲜红而质稠，心烦，小便黄少，大便干结，属于阴虚内热的女性饮用。

中医小妙招

沐足

地骨皮25克，生地黄25克，放入锅中，加水2 000毫升，武火煮沸后转文火煮20~30分钟，倒入木足桶，待水温合适后沐足，没过小腿1/3，每晚一次。晚上注意休息，不能过于兴奋。

方2 沙参煮蚌肉

- **材料**：蚌肉约150克，沙参15克，精盐适量。
- **制作**：蚌肉洗净，花生油适量入锅，待油煎香后再放入蚌肉稍炒，然后入沙参、清水3碗，用中火煮10分钟，入食盐少许调味。
- **食用方法**：随三餐食用，食蚌肉饮汤。
- **中医详解**：蚌肉能清热、滋阴，治疗月经过多；沙参滋养清热。这款汤尤其适合阴虚内热的女性调养饮用。

气虚

　　气虚的女性，脸色都苍白，双眼无神，身体疲惫，说话声音低微，上气不接下气，有的是早上起床眼睑浮肿，有的表现晚上下肢浮肿，月经颜色比较淡，没有什么胃口，经常吃完饭肚子胀气，大便不成形。遇到这样的患者，我经常会让她们在煲粥的时候放些五指毛桃、莲子、山药、党参、黄芪等这些补气的食用药材，效果比较理想。吃上2~3个月身体就会觉得有力气了，脸色也会红润有光泽。

良方 五指毛桃荔枝汤

- **材料**：五指毛桃30克，荔枝干20粒，莲子30克。
- **制作**：将五指毛桃洗净，荔枝干去壳和核，莲子去芯，洗净后放在陶瓷罐内加水500毫升，上蒸笼用中火蒸熟即可服用。
- **食用方法**：随三餐饮用。
- **中医详解**：五指毛桃，又名五爪龙，

中医小妙招

头脚按摩

　　握拳轻叩头顶百会穴以醒脑提神，或反复重力揉按风池穴，再用手掌根部搓脚底的涌泉穴以强身健体。穴位一紧一松且有节奏地按压，一般2秒一次，每次5~10分钟。每日早晚各1次。按后感觉要有酸、麻、胀才好。

具有健脾补肺、行气利湿、舒筋活络的功效。岭南地区的中医常用它来治疗气虚；荔枝能养血、健脾止血；莲子补脾益气、养心安神。这款汤适用于月经过多、乏力、失眠的女性。

🍃 血瘀

有个患者形容自己月经时流出的血一次就一小碗血块和膜状物，这些都是瘀血块，这个患者平时也会出现乳房刺痛，有乳房小叶增生。中医主任说，这个妇女的瘀血很重，她的嘴唇颜色紫暗，尤其唇边更暗，脸颊有黄褐斑；舌边和舌尖有一块块的瘀斑。她虽然出血比较厉害，但化瘀调经是治疗的主要治法。因为瘀血不去新血不生，会越来越严重，就等于河道里的淤积不除，河水就会一直泛滥。如果此时采用堵河水的方法，河水会泛滥得更加严重。

良方 益母草炒荠菜

- **材料**：鲜益母草30克，鲜荠菜30克，菜油适量。

- **制作**：将鲜益母草、鲜荠菜洗净切断。把铁锅放在旺火上倒入菜油烧热，放入鲜益母草、鲜荠菜炒熟即可食用。每日2次，服至血止。

- **食用方法**：随中、晚餐食用。

- **中医详解**：益母草，顾名思义，就是有利于女性的草药，是历代医家用来治疗妇科疾病的要药，具有活血化瘀、调经的作用。现代药理研究认为，益母草可通过松弛痉挛状态下子宫、缓解炎症等多种途径起到抗痛经的作用；荠菜又名香荠、菱角菜、鸡心菜、清明菜

中医小妙招

上下按摩耳轮

先按摩耳轮并向外拉，以拇、食二指沿耳轮上下来回按压、揉捏，使之发热、发烫，然后再向外拉耳朵。

等，是一种浅绿色开白色小花的草本植物，春季的田野里随处可见，荠菜既是味道鲜美的野菜，又是具有多种功效的中药，它含荠菜酸，能缩短出血、凝血时间，从而达到止血的目的。

保养小贴士：

1. 出血量特别大的时候，先不要食用益母草，或者在汤品中加入炒蒲黄20克，炒蒲黄是干燥的花粉，因此要包在棉布包里煲。

2. 气滞、寒凝都会加重瘀血。所以，平时保持愉悦的心情，让身体的气运行通畅，推动血液好好运行；让自己保暖，不贪凉，不过食寒凉生冷的食物，不要让自己血液"冻成"瘀血。

血脉通畅，就能防治经痛

　　月经将陪伴每位女性朋友走过青春期、育龄期，直至绝经，是女人近半生最亲密的伴侣。但对部分女性朋友来讲，这位亲密的伴侣却可能成为让人痛苦的魔鬼，让每个月的那几天痛苦不已——它就是痛经。痛经分为原发性痛经和继发性痛经。原发性痛经是指经期有痛经的症状出现，但在检查后确定子宫及其附件并未有器质性的病变，此症多发于15~25岁及初潮后6个月至2年内的女性，乃青春期常见症状。

　　由于盆腔器质性疾病，如子宫内膜异位症、子宫腺肌症、盆腔炎性疾病或宫颈狭窄等引起的痛经，属于继发性痛经，常见于育龄期妇女。42%~90%的女性都会经历痛经折磨，其中重度痛经的发病比例约为18%。通常发生在月经前后或经期，期间会出现下腹部、腰骶部疼痛和其他症状，更有甚者会剧烈腹痛，面色苍白，手足冰冷，乃至昏厥，严重影响妇女正常工作和生活。不同体质女性痛经时长不等，痛经短则持续数小时，长则1~2天，一般待经血畅流后，腹痛便可缓解。这里介绍的是原发性痛经的药膳疗法，

　　中华医学认为痛经在临床上寒证多而热证少，实证多而虚证少，挟虚者多，而全实者少。意思就是说日常中的痛经与寒有密切的关系，多表现为虚实夹杂。常见有气滞血瘀、寒凝血瘀、湿热瘀阻、气血虚弱、肝肾不足五种类型。下面，我们就来了解自己的症状属于哪种类型的痛经，以及对应的药膳方法。

❀ 气滞血瘀

黎姑娘面临高中考试，家长对她的期望值很高，给小黎的学习压力比较大。从升入初三那年开始她就出现痛经，每到经期，乳房胀痛，下腹胀痛，甚至痛得不能触碰，非要休息一两天才觉得不痛。其经血颜色暗、夹杂很多血块，口唇暗，舌质比较暗，舌底络脉有些迂曲。中医主任认为黎姑娘学习压力大，影响了气的运行，造成肝气郁结，气的不顺畅又导致了血瘀，使脉络不通，不通则痛。

方1 广木香当归粥

- **材料：** 广木香5克，当归10克，粳米100克，红糖适量。
- **制作：** 先将广木香、当归入砂锅，加水4碗，煎取浓汁1碗，去渣，加入洗净的粳米以及清水3碗同煮为粥，加红糖稍煮即可食用，为两人量。经前1周开始服用，每日2次，温服，服至月经来潮的第3天。
- **食用方法：** 随三餐食用。
- **中医详解：** 广木香有行气止痛的作用，还可以扩张血管，因此可对女性痛经有相当的缓解作用；当归既能补血，又能活血止痛。这款粥适合痛经伴有胃口差，大便不通畅的女性。

方2 田七佛手炖鸡

- **材料：** 鲜鸡肉120克，田七粉3克，佛手10克，红枣3个，姜2片。
- **制作：** 各物分别洗净，鲜鸡肉切粒块

中医小妙招

耳穴贴压

　　用消毒液消毒好耳朵，粘好王不留行籽，或藿香正气丸的小胶布，贴压肝、神门、内分泌、交感、子宫、卵巢等耳穴，每天按揉数次。治疗时间是月经来前3~5天。有活血理气止痛的作用。耳朵有全身的反应点，找出对应的穴位刺激可以调整全身的情况。

状；红枣去核；佛手浸泡10分钟后沥起，与以上食材一起放入炖盅内，加入2碗水，加盖，炖2个小时，进饮时方调入适量食盐。

食用方法： 一日分2次进饮，随中、晚餐食用。

中医详解： 田七又称为"三七"，有调理气血、活血祛瘀、生新作用。用田七炖鸡，联合佛手加强理气止痛之效，是妇女调经止痛的佳品。这款汤尤其适合伴有经前乳房胀痛的女性。

保养小贴士：

1. 在生活上，应保持愉快的情绪，有助于改善气血运行。避免大怒、惊恐、忧思等不良情绪对气血运行的影响。
2. 注意劳逸结合，坚持适当的体育活动，应达到微微出汗的程度。
3. 饮食方面：常食用些具有理气活血作用的蔬菜水果，如荠菜、洋兰根、香菜、胡萝卜、橘子、佛手、生姜等。少吃盐和味精，避免血黏度增高，加重血瘀的程度。不宜吃甘薯、芋芳、蚕豆、粟子等容易胀气的食物；不宜多吃肥肉、奶油、鳗鱼、蟹黄、蛋黄、鱼籽、巧克力、油炸食品、甜食，防止血脂增高，阻塞血管，影响气血运行；不宜吃冷饮，避免影响气血运行。

寒凝血瘀

史姑娘，20岁，从高中开始痛经，经前1天出现下腹绞痛，月经量不多，血的颜色暗黑，夹有血块，痛的时候用热水袋敷着小肚子后腹痛可以减轻，平时比较怕冷，喜欢喝热水。中医主任说她是受寒导致血脉不通。

经前、经期冒雨、涉水、游泳或久居阴湿之地，易出现这种类型的痛经。如果经期腹痛，肚子是冰冷的，有时候会出现冷汗，用热水袋敷敷就会好一点，一般属于寒邪所致；如果按着肚子会觉得更痛，一般是实寒，如果按着反而舒服一些，就属于虚寒。

方1 高良姜香附煲鸡

- **材料：**高良姜10克，香附5克，鸡肉250克，葱白5根，姜3片。
- **制作：**各物分别洗净，药材稍浸泡；葱白切段，拍裂；鸡肉切块，一起与姜放进瓦煲内，加入清水6碗，武火滚沸后，改文火煲2小时，调味便可服食。
- **食用方法：**随中、晚餐食用。
- **中医详解：**高良姜有较强的温暖散寒作用，同疏肝理气、调经止痛的香附同用则能除寒止痛。高良姜配以香附煲鸡有活血调经止痛作用。这款汤适用于实寒的痛经妇女。

方2 艾叶老母鸡汤

- **材料：**艾叶15克，老母鸡1只，食盐、葱、姜适量。
- **制作：**将母鸡去毛杂，洗净，切块；艾叶用布包与母鸡同入炖盅，加水3碗，隔水炖2小时，去药包，加食盐、葱、姜调服。
- **食用方法：**经期服用，连续2~3剂。随中、晚餐食用。
- **中医详解：**艾叶能散寒除湿，调经安胎，适用于虚寒性的腹痛；老母鸡有

中医小妙招

吴茱萸敷脐

　　将吴茱萸500克和粗盐250克合在一起，放入干燥的铁锅内慢火炒至粗盐微黄，装入布袋中，扎紧袋口，将装有吴茱萸的布袋在腹部旋转热敷，顺时针和逆时针各50次，经前3天开始热敷，每天一次，每次20分钟。有调理冲任、暖肝止痛的作用。采取吴茱萸热敷腹部可达到疏通经络、祛寒止痛、治疗痛经的治疗目的，尤其适合宫寒所致的痛经、闭经。

补气补血之功。许多久病、瘦弱之人用来补身，尤其适用于怕风怕冷、虚不受补、月经不调、贫血的女性。

> **保养小贴士：**
>
> 1. 生活中注意保暖，经前不宜游泳、淋雨、漂流，不宜用冷水洗澡、洗头。经前不吃生冷、寒凉食物，不喝冷水，不吃冰冻的食品。
> 2. 适量饮酒：适量饮点酒能通经活络，扩张血管，使平滑肌松弛，对痛经的预防和治疗有一定作用。对寒湿凝滞的痛经，可以起到散寒祛湿、活血通经的作用。
> 3. 常食具有温经散寒的食物，如姜、茴香、肉桂、牛肉、羊肉等对寒性痛经妇女有很好的保健作用。

🍃 湿热瘀阻

有一年轻女性，经前小腹疼痛拒按，感觉热热的，时有腰骶胀痛，月经比较多，经血颜色暗红，稠稠黏黏的，有血块，平时带下黄稠有异味，小便黄短，大便黏腻不爽，舌红，舌苔很脏，又黄又腻。中医主任说她湿热重所以出现了这些情况。湿热体质的患者，或者感受了湿热之邪，湿热随着经脉阻塞子宫，使子宫的气血不能正常的循环，因此引起腹痛。

方1 二草粥

🥣 **材料：** 败酱草15克，车前草15克，大米50克。

🍲 **制作：** 先将败酱草、车前草放入砂锅，加水5碗，煎煮20分钟，去渣取汁，倒入洗净的大米同煮为粥，调味即可食用。

🍚 **食用方法：** 经前3周开始食用，每日2次，温食至月经来潮的第3天。

🍵 **中医详解：** 败酱草清热解毒、活血行瘀、消除肿毒，用于湿热瘀滞所致的疼痛；车前草能利水、清热。这款粥特别适合伴有带下色黄、黏腻、轻度异味的女性。

方2　蒲公英鲜藕汤

- **材料**：蒲公英15克，鲜藕250克，猪瘦肉250克，姜3片，油、盐等调味料适量。

- **制作**：猪瘦肉洗净；鲜藕洗净，切厚片备用；将蒲公英放入瓦锅，加水5碗，煎煮20分钟，去渣取汁备用；起油锅，放入姜片稍爆，倒入猪瘦肉和鲜藕，再倒入蒲公英煎液，煮30分钟，调味即可食用。

- **食用方法**：月经前食用，每日1次，3天为一疗程。

- **中医详解**：蒲公英对治疗热湿所致的下腹疼痛效果不错；莲藕微甜而脆，可生食也可做菜，而且药用价值相当高，是热病血症的食疗佳品。

方3　薏米粥

- **材料**：薏苡仁30克，大米250克。

- **制作**：薏苡仁、大米分别洗净，稍浸泡。一起放进煲内，加入清水6碗量，武火滚沸后，改文火煲40~50分钟便可。

- **食用方法**：1日分2次进饮，于经前1日开始服，连食5日。

- **中医详解**：薏苡仁粥有利水消肿、清热治带等作用。薏苡仁是谷物的一种，以水煮软，比较有利于肠胃的吸

中医小妙招

瑜伽

　　髋部摇摆式体式：端坐位，两腿向前伸直，双臂上抬至肩平。以髋部为中轴，意念集中在腹部，身躯先顺时针方向转动3圈，躯干最大可能地往右、前、左、后旋转。3圈后换逆时针方向3圈，重复5~10次。

收，尤适用于湿热蕴结引起的下腹痛、身体常觉困倦没力气、带下黄稠的女性。

保养小贴士：

1. 控制体重，中医说"肥者多痰"，一般胖的人容易受湿热病邪的侵袭，如果体重超标了，建议赶快运动运动，保持适中的体重。
2. 尽量少吃刺激性的食物，如蒜、姜、辣椒、煎炸等热气的东西。
3. 平时可选食一些凉性的食物，如粟米、小麦、薏苡仁、西红柿、水芹菜、茄子、油菜、金针菜、芦蒿、豆腐、面筋、藕、冬瓜、地瓜、丝瓜、黄瓜、海芹菜（裙带菜）、蘑菇、金针菇、绿豆、水牛肉、鸭肉、兔肉、鱼、苹果、芦柑、橙子、枇杷、菱、莲子芯。

气血虚弱

一位18岁的姑娘，面色苍白，没有血色，看身体发育如14岁的孩子，消瘦乏力，脸上没有什么光泽，每次月经来潮下腹隐隐作痛，胃口很差，常有口干，口淡，胃口不好。追问以往生活习惯，小时候在亲戚家长大，挑食、吃零食、喝冷饮、吃雪糕，不好好吃饭，亲戚不好严格管教，任由小孩子自己发展，后来体质一直很差，跑几步路就会头晕眼花，气喘吁吁。中医主任指出这位女孩子从小损伤了脾胃，导致气血不足，故而出现一系列气血虚的症状。嘱咐她按时吃饭、不挑食，不吃生冷食品，补养气血；避免剧烈运动，不要继续耗伤气血。

方1 五指毛桃煲乌鸡

- **材料**：五指毛桃30克，乌鸡半只，红枣3个，姜5片，食盐适量。
- **制作**：洗净五指毛桃并浸泡片刻，沥干水备用；乌鸡洗净，并斩块，与五指毛桃、红枣、姜同放进瓦煲内，加入清水5碗，用武火煲沸后，改为文火煲约2小时，调味便可食用。
- **食用方法**：随中、晚餐食用。
- **中医详解**：五指毛桃健脾益气；姜能驱寒健胃；乌鸡富含蛋白质。该药膳具有补益气血功效，对气虚、贫血有良好的保健作用，还有效改善机体生理功能和皮肤组织细胞的储水功能，防止皮肤过早褶皱，延缓皮肤衰老。这款汤适用于气血亏虚的痛经女性。

方2 阿胶糯米粥

- **材料**：糯米50克，阿胶10克。
- **制作**：阿胶捣碎备用；糯米洗净，放入锅中，加清水4碗煮粥，熟后下阿胶末搅匀溶化便可食用。
- **食用方法**：每日2次进饮。
- **中医详解**：阿胶能滋阴补血；糯米营养丰富，为温补强壮食品。该药膳具有补中益气、健脾养胃的作用，两者合用，对气血虚弱的痛经患者可调经血止痛。

中医小妙招

艾灸

点燃艾条，取下腹的关元、气海穴，双下肢的三阴交穴，于经前3日用艾条温和灸，每穴施灸20分钟，每日1次，4日为1个疗程。此方法有温经散寒、行气通络的作用。如果用于预防痛经一定要在经前开始使用艾灸。

保养小贴士：

1. 气血不足者以静养为主，不要做剧烈运动，避免疲劳，注意多休息。

2. 调整生活习惯：早睡早起，养成良好的生活习惯，定时吃饭，不暴饮暴食，每次吃七分饱，不挑食，不吃生冷刺激性食物。

肝肾不足

贾姑娘，29岁，结婚3年未能怀孕，每次都是月经最后两天开始出现小肚子隐隐的疼痛，月经量少颜色比较淡，腰和膝盖容易酸软无力，头晕，耳朵里常常有细小的鸣叫声。中医主任告诉她，这是一种虚性的痛经，是因为肝肾亏虚导致的。

肝肾不足导致胞宫失养，月经干净后血虚更明显，从而疼痛。在平时调理中应当注意补益肝肾为主。

方1 山茱萸核桃酒

材料： 山茱萸30克，核桃肉50克，黄酒500克。

制作： 将山茱萸、核桃肉放入黄酒内浸泡，每天摇晃数次，15天后饮用。

食用方法： 每日2次，每次5毫升。随中、晚餐后饮用。

中医详解： 山茱萸具有很好的补益肝肾的作用；核桃能补肾壮阳、润肠通便。该酒既能补血黑须发，又能润肠通便，久服可以让皮肤细腻光滑。

方2 桑葚汁

材料： 鲜桑葚100克，红糖适量。

制作： 鲜桑葚用清水洗净，再用冷开水稍漂洗，以干净纱布包好，绞取汁液备用；在锅内加清水2碗，放入适量红糖，煮化后，加入鲜桑葚汁搅匀服。

🥄 **食用方法：**随平时经常饮用。

🫖 **中医详解：**桑葚具有补血滋阴的作用，常吃桑葚能显著提高人体免疫力，具有延缓衰老、美容养颜的功效。这款药膳适用于肝肾不足导致虚性痛经。

中医小妙招

芥糊填足法

　　取白芥子12克，研为细末，加面粉适量，米醋调为稀糊状，外敷足心涌泉穴，包扎固定，每日1换，还可以配合其他穴位。

子宫内膜异位症

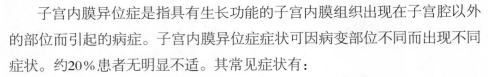

　　子宫内膜异位症是指具有生长功能的子宫内膜组织出现在子宫腔以外的部位而引起的病症。子宫内膜异位症症状可因病变部位不同而出现不同症状。约20%患者无明显不适。其常见症状有：

　　1.　痛经和下腹痛：渐进性痛经是子宫内膜异位症的典型症状，渐进性痛经就是痛经逐段时间加剧。疼痛多位于下腹部及腰骶部，可放射至阴道、会阴、肛门或大腿，常于月经来潮前1～2日开始，经期第一日最剧，以后逐渐减轻，至月经干净时消失。疼痛的程度与病灶大小并不一定成正比。

　　2.　月经失调：15%～30%患者有经量增多、经期延长或经前点滴出血。

　　3.　不孕：正常妇女不孕率约为15%，子宫内膜异位症患者可高达40%。重度子宫内膜异位症患者不孕的原因可能与盆腔内器官和组织广泛粘连和输卵管蠕动减弱，以致影响卵子的排出、摄取和受精卵的运行有关。

　　4.　性交痛：常表现为深部性交痛，且以月经来潮前性交痛更为明显。

　　5.　其他特殊症状：子宫内膜异位症患者可出现腹痛、腹泻或便秘，甚至有周期性少量便血。异位内膜侵犯膀胱肌壁可在经期引起尿痛和尿频，但多因严重的痛经症状所掩盖而被忽略。此外，身体其他任何部位有内膜异位种植和生长时，均可在病变部位出现周期性疼痛、出血或块物增大。除上述各种特殊症状外，卵巢子宫内膜异位囊肿破裂时，陈旧的暗黑色黏稠血液流入腹腔可引起突发性剧烈腹痛，伴恶心、呕吐和肛门坠胀。疼痛多发生在经期前后或经期，其症状类似输卵管妊娠破裂。

　　中医认为，本病由于经血排出不畅而形成瘀血停滞所致，瘀血阻滞的地方引起不通而痛。瘀血是本病形成的关键，瘀血阻滞子宫的脉络，脉络不通，不通则痛，所以有痛经；瘀血阻滞经脉所以婚久不孕；血瘀日久，形成症结，所以形成结节、包块。因此通过药膳的辨证施膳，不仅可以明显地改善临床症状，而且可以发挥比较明显的辅助治疗作用。

气滞血瘀

林女士，35岁，两年前生第一胎孩子后生了一场气，以后痛经越来越严重，小肚子两边胀痛且较剧烈，拒按，经量多色紫夹有块，乳房胀痛得不能触碰，每在行经第三天落下肉样块状物，块下后腹痛稍减。中医主任说这是气滞血瘀的表现，要给予理气活血化瘀的治疗。

气的运行障碍影响血的流动就是气滞血瘀。气机不通畅，瘀血阻滞在胞络，如泥沙阻塞了河道，需要脱落的子宫内膜就像小鱼、小虾一样卡在泥沙中动不了而不能排出来，就停了下来，形成了异位的子宫内膜。

良方 | 血竭鲫鱼汤

- **材料**：血竭5克，陈皮10克，鲫鱼1条。
- **制作**：将洗净的血竭、陈皮装入鲫鱼的鱼腹内，放入锅中，加水5碗，煮沸后改中火煮至汤为牛奶色，调味，服汤食肉。
- **食用方法**：每日1次，连服3～5日。
- **中医详解**：鲫鱼肉质细嫩，肉味甜美，具有补虚补气之功效；血竭能活血散瘀、定痛；陈皮能调气活血，配血竭，活血生肌力强，兼以理气化瘀。此汤适

中医小妙招

玫瑰花茶

取玫瑰花干品10克，开水300毫升倒入壶中冲泡玫瑰花，盖上盖子，大约10分钟后，便可饮用。玫瑰花可舒解肝郁、行气活血，适用于气滞血瘀型子宫内膜异位症患者。

用于子宫内膜异位症患者经行下腹胀痛、拒按，前后阴坠胀欲便，经血紫暗有块，块去痛减，腹中积块，固定不移，伴胸闷乳胀。

保养小贴士：
如果经期血量过多，就先暂停饮用。

🍃 寒凝血瘀

王女士，26岁，月经往后推迟，经行腹痛得厉害，放射到下肢及臀部，步行困难，伴有怕冷，曾有过两次流产，受了风寒。到医院妇科检查提示：子宫内膜异位，右卵巢巧克力囊肿（4cm×3.5cm）。王女士曾经有两年工作长期接触冷水，是受了寒，导致寒气将血凝结成块，瘀阻在下部而产生疼痛。经一段时间中药内服加驱寒化瘀的药膳后，痛经表现好转。

月经来潮的时候吃了太多寒凉的东西，或者接触了太多的凉水，或者淋了雨，寒邪侵袭血脉，影响血的运行形成瘀血，就像冬天河水结冰一样，就是寒凝血瘀。

良方 肉桂粥

- **材料：** 肉桂3克，粳米60克。
- **制作：** 粳米洗净，放入锅内，加水4碗，煮成粥，加入肉桂煮沸5分钟，调味即可食用。
- **食用方法：** 月经前2日开始服食，每日1次，连服5日。
- **中医详解：** 肉桂有温阳散寒、行气

中医小妙招

暖身祛瘀的泡脚良方

取姜（生姜连皮，用刀拍开）30克，红花15克，干艾叶30克，放入锅中，加入水2000~3000毫升，浸泡15分钟，看到水变成带微微的橙红色，武火煮沸后，改文火煲15分钟左右。完成后倒入木盆静放，用手试温度，待手可放入的温度就差不多可以泡脚了。每天泡脚1次，泡脚时间15~20分钟，长期坚持泡脚可以起到温经活血的功效。

止疼的作用。此粥适于下腹结块，经前或经行小腹冷痛、喜温畏寒、疼痛拒按、得热痛减，经量少、色紫暗，形寒肢冷，面色苍白的女性食用。

湿热互结

潘女士，40岁，经行少腹疼痛，经期提前，痛时伴有腹胀，放射到肛门，口干，但又不想喝水，大便烂，黄稠带下，量多。中医主任说这是湿热下注引起的痛经。

所谓湿，即通常所说的水湿，它有外湿和内湿的区分。外湿是由于气候潮湿或涉水淋雨或居室潮湿，使外来水湿入侵人体而引起；内湿常与消化功能有关。中医认为脾有"运化水湿"的功能，若体虚消化不良或暴饮暴食，吃过多油腻、甜食，脾不能正常运化而使"水湿内停"。所谓热，则是一种热象，比如口干、带下黄伴有异味。而湿热中的热是与湿同时存在的，就像油入面一样互结在一起。

良方 马齿苋薏苡仁橘皮粥

- **材料**：新鲜马齿苋100克，橘皮20克，薏苡仁30克，粳米60克。
- **制作**：马齿苋洗净切成小段，橘皮洗净切丝，将薏苡仁和粳米同入砂锅，加水5碗大火煮沸，加入橘皮和马齿苋，再用小火煨煮成黏稠粥，调味服用。
- **食用方法**：随三餐食用。

中医小妙招

手推肝经和脾经

　　脾经与肝经的位置简单地说就是大腿内侧，大腿根部到膝盖附近。用手掌根推大腿内侧的肝经。每天睡觉的时候，用手掌根从大腿根部推到膝盖附近，在这两条经的位置推300次。推的时候手上可以沾一点精油或油脂的东西润滑一下，以免擦伤皮肤。推拿肝经和脾经有助于去除体内的湿热之邪。

中医详解：马齿苋有清热解毒、利水祛湿、消炎止痛、止血凉血的作用；橘皮是非常好的理气之品，还能燥湿化痰；薏苡仁化湿的功能非常棒；粳米补养脾胃。上述食材一起搭配煮粥，健脾而湿自消，兼以清热化瘀，是湿热瘀互结患者的良品。

气虚血瘀

叶女士，32岁，月经来的时候就腹痛，月经血中夹有暗红色血块，身体疲倦乏力，总觉得气不够用，懒得讲话，脸色暗淡，听人介绍使用过多种治疗方法效果不明显。到医院检查诊断为子宫内膜异位症，医生给予益气活血化瘀治疗的同时，配合食疗调理，3个月后痛经消失。

血的运行需要气的推动，气虚会导致血液运行无力而停滞，形成血瘀。如果将人体的血管系统比作马路，那么血管中运行的血液就是马路中前行的一辆辆汽车，气推动血液在血管中循环运行就如同汽油带动一辆辆汽车在马路中奔驰。如果汽油不足，汽车将停止前行，它们停在马路中阻塞道路，在人体就形成了气虚血瘀证。

良方　芪归核桃茶

材料：北芪30克，当归10克，核桃仁150克，红糖适量。

制作：核桃仁洗净，用水略泡，磨成浆状。北芪、当归用水洗净，放入锅中，加水2碗，煎煮2次，兑入核桃仁浆和红糖继续煮沸，出锅，代茶饮。

中医小妙招

运动子宫的体式

双膝跪在床上，分开与髋部同宽，腰部直立，然后向前下方弯腰，让胸部和面部尽量接近床面，双手向前伸直，与肩同宽，保持10个自然呼吸。接着平躺在床上，做收腹提臀运动30次，感觉子宫随身体一起收缩。每周至少做3次。该体式有助于子宫气血运行，长期坚持可达到益气活血的功效。

🍚 **食用方法**：随白天饮用。

☕ **中医详解**：北芪的补气作用较强，是常用的补益气血之佳品；当归补血活血化瘀；核桃仁补肾，固精强腰，润肠通便。经常食用本药膳既能健身体，又能延缓衰老，实在大有裨益。

🍃 肾虚血瘀

童女士，35岁，婚后7年未孕，到医院检查，诊断为子宫内膜异位症。平素月经周期不规则，月经量少，色暗伴有血块，行经期间腰背冷痛，下肢酸软，腹部隐痛不适，每晚夜尿2~3次，严重影响睡眠，早上起床精神不振。中医主任指出，这是因为肾虚兼夹瘀血引起。

中医认为肾阳是人体一身之阳，机体气血的运行需要肾阳的温煦。这就像太阳温暖着整个地球一样，如果进入冬季太阳火力不足，表现为大地冰冻地裂、江河凝固等一片寒象，如果机体肾阳不足，就会导致手脚怕冷、月经色暗有血块等阳虚血瘀之证。

良方 巴戟天牛腰粥

✒ **材料**：巴戟天10克，牛腰1个，大米100克，姜丝、油、盐。

🍲 **制作**：巴戟天用纱布包好，放入锅中，加水6碗，煮沸后改文火煎30分时，取煎液，放入去除筋膜、洗净的牛腰，大米，如常法煮粥，粥熟后入姜丝、盐食用。

🍚 **食用方法**：随三餐食用。

☕ **中医详解**：巴戟天能补肾养精，与牛腰一起煮粥能加强补肾强腰的作用。此粥适用于月经后期腹痛，痛引腰骶，月经量少，色淡黯质稀，或肾虚不孕或容易流产，或头晕耳鸣，腰膝酸软的女性。

中医小妙招

指压肾俞三阴交穴

　　肾俞穴简便取穴法：取直立或者是正坐位，双手的拇指与其余四指张开，然后吸气，双手的拇指与食指紧贴肋骨下缘，拇指指向脊柱两旁肌肉处，大拇指所指的位置即为肾俞穴；三阴交穴位于腿内侧约脚踝上方约四个横指的位置（5厘米左右）处。用拇指按揉肾俞穴、三阴交穴100~200次，每天坚持，要注意用一定的力度按压才有效。长期指压肾俞三阴交穴可补肾益气，行气活血，疏通肝脾肾三条经络。

保养小贴士：

1. 这款粥更适合月经合并腰腹疼痛，头晕健忘的女性。如果容易有热气的朋友可以将巴戟换成熟地补肾滋阴。

2. 对有生育要求的患者应尽快计划怀孕，妊娠可有效缓解子宫内膜异位症，而且子宫内膜异位症和腺肌瘤本身会影响受孕。

盆腔调理（盆腔炎性疾病）

盆腔炎性疾病顾名思义是发生在女性盆腔里的炎症，包括子宫、卵巢、输卵管等炎症，是困扰育龄期女性的一个常见病，容易复发。相当于中医的"带下病""妇人腹痛""产后发热""癥瘕""不孕"等病范畴。

盆腔炎性疾病常见有湿热瘀结、气滞血瘀、寒湿凝滞、气虚血瘀等多种类型。

湿热瘀结

魏女士，早产后小肚子开始疼痛，尤其是两侧，腰痛，总觉得疲倦乏力，没有什么精神，也没有胃口，白带量增多，颜色比较黄，质地黏稠，小便次数增多，月经期下腹坠痛得更厉害，到医院检查后确诊盆腔炎性疾病，中医主任告诉她这属于湿热瘀结。

盆腔炎是女性常患的一种妇科疾病，而湿热瘀结型是最多见的。这种疾病会反反复复，而且容易感染，时间拖得长，经常弄得患者身心疲惫，所以一定要引起重视，应该积极地进行治疗，否则容易复发，并可能引起不孕症、宫外孕等。

方1 绵茵排骨汤

材料1：土茯苓30克，绵茵陈15克，猪排骨200克，姜3片，盐适量。

制作：各种材料洗净。将猪排骨斩成小块，汆水，洗去浮沫，与土茯苓、绵茵陈、姜一起放入瓦锅，加水5碗，大火煮沸后改中火煮30

分钟，调味即可食用。

🍜 **食用方法**：随中、晚餐食用。

🍵 **中医详解**：土茯苓解毒、祛湿之功效很强。绵茵陈清热利尿。猪排骨能益肾、扶助正气。该药膳适用于盆腔炎性疾病见带下量多、色黄质稠的女性。

方2 萆银花绿豆汤

✍ **材料**：萆薢30克，金银花10克，绿豆90克，砂糖适量。

🍲 **制作**：将萆薢和金银花洗净，放入瓦锅，加6碗水，煮20分钟，去渣留汁待用。将洗净的绿豆放入锅中，加适量水和刚才煎好的药汁，文火煮至绿豆熟烂，加入适量砂糖融化，即可食用。

🥢 **食用方法**：随三餐食用。

🍵 **中医详解**：萆薢能利湿祛浊、止带。金银花能清热解毒、消炎抑菌。绿豆能清热解毒。本药膳适用于盆腔炎性疾病所致的腹部疼痛，带下黄稠、增多。

中医小妙招

背部膀胱经走罐

　　具体操作方法是，让患者取俯伏坐位或俯卧位，在背部两侧涂上适量的润滑油。将罐吸拔于患者的背部，也可先将罐拔于背部，再涂润滑油。然后沿足太阳膀胱经的第一侧线（正中线旁开1.5寸，约2.5厘米）上，上下来回推拉罐多次，直到皮肤出现微微潮红。每周1次。注意拔罐负压不宜太大，以免患者感觉疼痛或推拉罐时损伤皮肤。背部膀胱经走罐可以有效去除体内蕴结的湿热之邪。

保养小贴士：
患湿热瘀结型盆腔炎的女士忌食海鲜、煎烤油腻、辛辣之物等。

🍃 气滞血瘀

　　欧小姐，30岁，结婚4年仍不怀孕，经常下腹胀痛。到医院检查，发现子宫左旁有一4cm×2cm的包块，按着就痛。平时白带量多，月经量少，经色暗红，夹杂有血块，月经来潮前乳房会出现胀痛，容易烦躁。中医主任诊断是盆腔炎性疾病，属于气滞血瘀。

　　女性朋友在面对生活、工作、社会压力的时候容易产生一些不良的情绪，如烦躁、生气、郁闷、易怒等，中医认为这些不良的情绪会导致体内气血运行不畅，形成气滞血瘀的症状。就像正流动的河水受到阻碍，后面的水依然不断向前流，结果汇集在闸门口，日久泥沙逐渐形成沉淀物的堆积。腹部气血运行不畅，会导致腹部包块的形成，乳房乳络气血运行不畅，会表现经前胀痛；子宫气血运行不畅，会表现出月经量少，颜色暗红夹有血块。

方1 苏梗桃仁饼

- **材料**：苏梗15克，桃仁10克，面粉200克，麻油30克。
- **制作**：苏梗、桃仁研磨成极细粉后与面粉充分拌匀，加100毫升沸水，然后揉透冷却，擀成长方形薄皮子，涂上麻油，卷成圆筒状，用刀切成每段30克，擀成圆饼，在平底锅上烤熟。
- **食用方法**：早晚餐随意食用。
- **中医详解**：苏梗能理气宽中、行气止痛、化湿利水。桃仁能活血祛瘀。面粉有养心益肾、除热止渴的作用。麻油能润燥、解毒、止痛、消肿。苏梗桃仁饼适合经行腹胀、月经夹杂较多血块的女性食用。

方2 丹参香附鸡蛋汤

- **材料**：鸡蛋2个，丹参15克，香附9克，红糖适量。

制作： 各物分别洗净，药材稍浸泡，与鸡蛋放进瓦锅内，加入水3碗，武火煮沸约8分钟，捞出鸡蛋去壳再放回续煲6~8分钟，加下红糖调味即可。

食用方法： 随中、晚餐食用。

中医详解： 丹参活血调经，祛瘀止痛。香附理气解郁，调经止痛。两者合用起到理气、活血、化瘀、止痛的功效。适合经前乳房胀痛的女性。

中医小妙招

瑜伽冥想法

　　以盘腿的姿势坐好，上身体挺直，颈椎、脊柱、腰椎和尾骨保持在同一直线上。双手食指和大拇指指尖靠在一起，其余三指放松，但不弯曲，掌心向上或向下均可，放在膝盖上，把注意力集中在眉心窝。眼睛微闭，眼观鼻，鼻观心，深长地呼吸，保持15~20分钟。瑜伽冥想法可安神定志，调理身心。

保养小贴士：

1. 月经量大时，在月经期暂停食用。

2. 应食具有活血理气散结作用的食物，如山楂、桃仁、果丹皮、橘核、橘皮、玫瑰花、金橘等。

寒湿凝滞

　　蔡女士在3年前的一次自然流产后开始出现小肚子痛，腰痛，被诊为"盆腔炎性疾病"。平时面色黄白，没有红润之色，白带量多，质地比较清稀，总觉得小肚子冷，四肢总是凉凉的，月经也总是后推、量少颜色黯、夹杂血块。中医主任说这是寒湿凝聚，瘀血内停。寒湿留在体内，凝结了血脉，气血运行不了而形成病症。

我们知道盆腔炎跟中医所讲的"湿邪"密切相关，现代女性朋友多喜食凉食，爱喝冷饮，穿漏脐装，加上自然流产后体质虚弱，稍有不注意，更容易使得腹部招致寒邪，"寒"与"湿"碰到一起就形成了"寒湿凝滞证"。日常表现为肚子冷，以手试温觉得凉凉的，白带量多，质地比较清稀，月经后推、量少颜色黯、夹杂血块等。

方1 荔枝核蜜饮

- **材料**：荔枝核20克，蜂蜜20克。
- **制作**：荔枝核敲碎后放入瓦锅，加水5碗浸泡片刻，大火沸后改中火煮30分钟，去渣取汁，趁温调入蜂蜜，拌匀即可。
- **食用方法**：早晚各服用一汤匙。
- **中医详解**：荔枝核有行气散结、祛寒止痛的作用。蜂蜜能够调补脾胃。此饮适合腹部包块久久不能消除、怕冷的女性。

方2 白术生姜粥

- **材料**：大米50克，白术15克，生姜30克。
- **制作**：大米和白术分别洗净，稍浸泡。白术用煲汤袋装好，备用。生姜切丝与大米一起放入瓦煲，加水5碗，武火煮沸后改文火煮至2碗，弃白术，调入适量食盐或糖，咸食或甜食。
- **食用方法**：随三餐食用，每日2次进饮。
- **中医详解**：生姜有温经、散寒、暖宫的良好作用。白术健脾益气，燥湿利水。大米能健脾养胃，称誉为"五谷

中医小妙招

艾灸疗法

灸三阴交（三阴交穴在内踝尖上3寸，胫骨内侧面后缘，可四指并拢，小指放在内踝尖上，食指与胫骨内侧面后缘交界处）。将艾灸条点燃，在距离皮肤穴位点上方2~3厘米处实施灸法，或将艾灸柱点燃放于艾灸盒中，灸至皮肤出现红晕，每次灸10~20分钟，7天为一疗程。可以起到温经散寒、运行血脉的效果。

之首"，加强健脾胃之功效，帮助恢复脾胃运化水湿功能。三者合用可健脾养胃，温化水湿。此粥适合脾胃功能较差、大便容易不成形的女性。

保养小贴士：
平时可适当食用姜汤、红糖水、桂圆肉等温热性食物。

气虚血瘀

　　兰花姑娘，看上去总是瘦瘦弱弱的，没有什么精气神，小肚子两侧总是隐隐地痛，连着腰也隐隐痛得不舒服，白带多而清稀，没有什么特殊的味道，天气变冷的时候就会加重，会有痛经，经血颜色暗淡而夹杂有血块，饭吃得很少，吃完东西肚子感觉饱饱胀胀不舒服。妇科中医主任说她患了盆腔炎性后遗症多年未愈，损伤正气，气虚血瘀，导致以上诸症。

良方　芪薏炖乌鸡

- **材料：** 黄芪20克，炒薏苡仁15克，淮山15克，乌骨鸡1只，姜3片，盐适量。

- **制作：** 各种药材洗净。鸡宰洗净，切块，氽水。药材与鸡、姜放入炖盅，加凉开水3碗，盖上盖，隔水炖2小时，加盐便可。

- **食用方法：** 随三餐食用。

- **中医详解：** 黄芪可补气升阳。淮山能

中医小妙招

独灸关元穴

　　关元穴位于肚脐中正之下4横指（约5cm）的位置，用2寸的艾炷，放进灸盒内，点燃后放在关元穴，艾灸20分钟，每天1次。独灸关元穴有助于补益正气、益气活血。

补脾肾。炒薏苡仁可化湿排脓。乌骨鸡能扶正补虚。本药膳适用于下腹疼痛病程日久，痛连腰骶、疲乏无力、食欲欠佳的女性。

保养小贴士：

1. 适当补充蛋白质，如瘦猪肉、鸭、鱼、鹌鹑等食物。
2. 食欲不好，体质较差时，可合理选择扁豆、党参、淮山、莲子、茯苓、陈皮、春砂仁、赤小豆、益母草、当归等组成健脾益气、活血的药膳调理身体，增强体质，提高免疫力。

前庭大腺炎

前庭大腺炎又称巴氏腺炎，是前庭大腺受到感染而发生的炎症。前庭大腺位于两侧大阴唇下1/3深部，腺管开口于处女膜与小阴唇之间，多发生于生育年龄的妇女，而在幼女和绝经后妇女则少见。炎症多发生于一侧。初起时局部红、肿、热、痛，行走不便，有时会伴发热甚至大小便困难。

本病的成因多为湿热毒蕴结在体内，使气血凝滞，或者因为正气虚弱，气血运行不通畅或者寒湿凝结了血脉，这些都影响了气血的运行，就会在局部形成疮疡。

调治本病应当遵循"热者清之，寒者温之，虚者补之"方法，即有热的要清热，寒气重的要温阳，虚损的要补益，总之就是要恢复身体的平衡。下面就具体谈谈每种证型的调治方法。

热毒蕴结

29岁的潘女士，人工流产术后1个月左右，家里老人说小产伤于大产，所以她在流产后拼命进补，吃鹿茸、高丽参、羊肉、姜醋、酿酒等，最近开始出现外阴红肿，疼痛剧烈，伴有瘙痒。到医院妇科检查：左侧大小阴唇红肿，左小阴唇下部内侧触及2cm×1cm囊肿，触痛明显，表面见针尖大小点状溃疡，有黄脓水流出，有臭味。中医主任分析这是因为患者流产后感受邪毒，湿热蕴结，致外阴溃疡。

在月经期、分娩后，外阴清洁不够，或者外阴破溃，热毒之邪趁机侵入人体，或者情志抑郁而化火，导致湿热蕴结体内，时间久了蕴结成了热毒，热毒留在外阴，与气血交错在一起，形成疮肿。

方1 蒲公英茶

材料： 蒲公英、金银花各20克，葱白5克，砂糖适量。

制作： 各材料洗净，一起放入锅中，加水3碗，武火煮沸后，改文火煮20分钟。去渣取汁，溶化砂糖，代茶频饮。

食用方法： 随时饮用。

中医详解： 蒲公英有很强的解毒消肿作用，同时又能利湿，对金黄色葡萄球菌、链球菌等有抑制作用。金银花能清解血毒、清热利湿。葱白能解毒，消除疮痈肿痛。此茶对热毒蕴结型前庭大腺炎有很好的辅助疗效。

方2 马齿苋赤芍粥

材料： 马齿苋30克，赤芍10克，大米60克。

制作： 将洗净的马齿苋、赤芍用干净纱布包好，与大米一同放锅中，加水6碗，煮成粥，去药包，调味食用。

食用方法： 随中、晚餐食用。每日1次，连服3～5日为一个疗程。

中医详解： 马齿苋具有清热解毒的作用。赤芍清热、活血、化瘀。大米有补养脾胃作用。

方3 鱼腥草薏苡仁猪瘦肉汤

材料： 鱼腥草30克，薏苡仁30克，猪瘦肉250克，盐适量。

制作： 鱼腥草放入锅中，加水8碗，大火煮沸后改中火，煎煮20分钟，去渣留汁，放入薏苡仁、猪瘦肉煮沸

中医小妙招

马齿苋沐浴

　　将洗净的马齿苋30克放入锅中，加水2000毫升，煎汤沐浴，每日1次，每次10～15分钟。马齿苋沐浴可清热解毒，祛除湿热。注意禁止在外阴破溃处抓挠，少食辛辣刺激食物，以免加重病情。

后，改文火煮40分钟，至薏苡仁烂，加盐便可。

- 🥣 **食用方法**：随中、晚餐食用。每日2次，连服5～7日为一个疗程。

- 🫖 **中医详解**：鱼腥草具有清热解毒、抗菌的效果，可以用来治疗痈疮，泌尿道感染和外伤感染等。薏苡仁有利水消肿、健脾去湿、清热排脓等作用。此汤在前庭大腺脓肿还没有破溃时服用较好。

> **保养小贴士：**
> 上述药膳比较寒凉，如果您平时脾胃稍弱，食用时应谨慎些，一次少吃一些，如果出现大便稀烂而没有臭秽之气，先暂停食用。

🍂 寒凝瘀滞

马女士，45岁，近1周来外阴一侧有肿胀的结块，肿痛日久不消，不红不热，好像蚕茧一样，行动很不方便。中医主任说这是典型的寒凝气血阻塞，所以肿胀结块拒按，不红不热，如果破溃，流出黄水、脓水，质地清稀，淋漓不断，日久不能收敛愈合。

那么什么是寒凝瘀滞证？血的特点如同热胀冷缩的原理一般，得热则行，得寒则凝。身体局部的血脉受到寒邪的阻滞，气血运行不畅，甚至形成肿胀结块，中医称其为寒凝瘀滞证。寒邪与热邪相反，所以肿胀结块表现为不红不热，破溃后流水质地清稀、淋漓不断等特点。

方1 姜酒饮

- ✍️ **材料**：生姜20克，黄酒10毫升。

- 🫕 **制作**：生姜分别切碎、捣烂，以干净纱布汲取汁液（亦可用榨汁机榨取汁液），兑黄酒10毫升，冲水饮。

- 🥣 **食用方法**：随三餐后饮用。每日3次。

中医详解： 生姜能温经、散寒、解毒。黄酒可帮助血液循环，促进新陈代谢，具有活血祛寒、通经活络的作用。

中医小妙招

乳没外敷方

取乳香3克，没药3克，川椒5克，三七3克。上药共研为细末，用干面粉少许，白酒2盅，调湿摊铺于纱布，置于外阴包块处，上用热水袋热熨，每日2次，1周为一个疗程。此方药有温通香开、敛疮去腐的作用，可软坚化结，活血化瘀，促进局部包块消散。

保养小贴士：

忌海鲜类发物。鳜鱼、带鱼、黄鱼、黑鱼，以及虾类、蟹类等水产品均可助长湿热，食用后会使外阴瘙痒加重，不利炎症的消退。

非特异性外阴炎

非特异性外阴炎是外阴受到了尿液、阴道分泌物、月经血的刺激，使外阴皮肤的抵抗力下降，感染了病菌而引起的炎症。常常发生在月经前后、产后恶露没有干净的时候，还有患糖尿病的女性、肥胖的女性也比较容易得这个疾病。炎症一般局限于小阴唇内外侧，严重时整个外阴部均可发炎、肿胀、充血，严重时糜烂、形成浅表溃疡，有灼热感、痒，搔抓后疼痛，常伴有排尿时加重。病程长则皮肤增厚、粗糙、有皲裂、奇痒。

预防上注意以下4个方面：①平时保持外阴部的清洁干燥，常换洗内裤，少用护垫，特别是在经期尤其注意，勤换卫生巾；②穿棉质内裤，不穿化纤内裤及紧身牛仔裤；③患有阴道炎、宫颈炎要及时治愈；④养成健康的生活习惯，睡眠充足，饮食规律，多吃水果和蔬菜，适当的锻炼，缓解压力和紧张。

中医治疗该病的方法主要有湿热下注和阴虚血燥两个证型，我们一起看看药膳如何预防和治疗非特异性外阴炎。

湿热下注

20岁的沈小姐，在春末阴雨连绵的时候，感觉月经干净后小腹下坠，外阴瘙痒，小便不利，尿色黄，量短少，黄色带下量增多。到医院妇科检查，滴虫、霉菌、支原体、衣原体、细菌等均未见异常，检查尿液常规也未见异常。尝试阴道纳药治疗多日未见好转。外阴瘙痒、带下量多等不适使沈小姐心中焦急、坐立不安。中医主任指出这是因为月经期感染病邪，外邪入里后，被体内的热气熏蒸化热，湿热在下体聚积而出现阴痒诸证。

方1 白鲫鱼赤小豆汤

材料：赤小豆60克，白鲫鱼1条，姜3片，盐适量。

制作：白鲫鱼宰后洗净。赤小豆洗净。上述材料放入锅中，加水10碗，姜3片，武火煮沸后改文火煮2小时，加盐便可，分2次食用。

食用方法：随三餐食用。

中医详解：赤小豆利水除湿、消肿解毒。白鲫鱼有补脾健胃、利水消肿、清热解毒等作用。二者合用，适合外阴肿痛、带下增多、色黄质稠、气味秽臭。另对各种水肿、浮肿的状况也是有益的。

方2 三味薏苡羹

材料：薏苡仁30克，山药30克，莲子30克，芡粉、盐适量。

制作：薏苡仁、山药、莲子洗净，一起放入锅中，加水8碗，武火煮沸后改文火煮2小时，勾芡，调成羹后加盐便可。

食用方法：随三餐食用。每日1次，连服7日为一个疗程。

中医详解：莲子能厚肠胃，除寒湿。薏苡仁能健脾益胃、祛湿。山药能益肾气、健脾胃。三味合用，燥湿健脾，治疗外阴肿痛，兼有食欲不佳、脘闷不适、带下量多、不欲饮水等脾虚湿胜之证。

中医小妙招

苦参外洗方

取苦参50克，放入锅中，加水8碗，煎煮20分钟，去药渣取药汤，坐浴，每日1次，每次10~15分钟。注意煎药后待药汤稍静置，温度适宜时坐浴，勿烫伤皮肤。

保养小贴士：

1. 阴雨天气建议多吃莲子、扁豆、赤小豆等健脾、淡渗、利湿的食物，也可用荷叶、佩兰等煎水代茶饮用，加强化湿。

2. 避免吃油炸和油腻的食物，例如油条、奶油、黄油、巧克力等，这类食物有助湿增热的作用，会增加白带的分泌量，不利于病情的治疗。

3. 忌饮酒、抽烟。忌辛辣、刺激食物，例如洋葱、胡椒、辣椒、花椒、芥菜、茴香。

4. 禁食发物，例如鱼类、虾、蟹、鸡头、猪头肉、鹅肉、鸡翅、鸡爪等，食用这些食物后会加重阴部的瘙痒和炎症。

5. 注意卫生，保持外阴干燥清洁。维持适中体重，避免穿化纤裤、紧身裤或袜裤。

阴虚血燥

49岁的张女士，近一个月来阴部瘙痒、干涩灼热，还有口干、咽干、头晕目眩、耳鸣、烦躁的状况，导致晚上难于入睡，经常醒来后一身衣服都湿了。这是很典型的肝肾阴虚，精血两亏，阴部失于滋养，血燥生风，所以会有阴痒或感干涩灼热。

方1 莲子枸杞子酿大肠

材料： 枸杞子15克，莲子30克，黄精10克，猪大肠2段，鸡蛋1个，调味料适量。

制作： 将猪大肠洗净，莲子、枸杞子、黄精浸泡后与鸡蛋混匀，调味，填塞放入猪肠内，将肠两端扎紧，加水6碗，煮熟后切片食用。

食用方法： 随三餐食用。

中医详解： 枸杞子可以补气强精、滋补肝肾、抗衰老。莲子善于补五

中医小妙招
按揉太溪穴
太溪位于足内侧，内踝后方，内踝尖与跟腱之间的凹陷处。采用指揉的方法，每个穴位按揉2~3分钟，每日操作1~2次。

脏不足，使气血畅而不腐。黄精能补气益肾养阴，健脾润肺。适用于身体虚弱，口干食少、肺虚燥咳、精血不足，对糖尿病也有较好的辅助治疗作用。

保养小贴士：

1. 建议有外阴炎的女士多食用含有大量无机盐的食物，例如含钙丰富的海带、紫菜、黑木耳、黑芝麻等食物；含磷丰富的花生粉、西葫芦子、南瓜子、米糠、大豆粉、麦麸；含铁丰富的猪肝（注意由于猪肝中含有较多的胆固醇，一次不宜吃得太多）等。

2. 外阴炎反复发作的女士多食用富含蛋白质的食物，例如富含蛋白质的动物性食物——猪肉、牛肉、羊肉、鸡肉、鸭肉、鸽子肉、牛奶，以及优质奶酪、奶粉、鸡蛋、鸭蛋、鹌鹑蛋等。富含蛋白质的植物性食物——豆类及豆制品，如豆腐、豆浆、四季豆、扁豆、豌豆等。坚果类食物——花生、杏仁、葵花籽等。

3. 大量饮水，多吃新鲜水果和蔬菜，例如苹果、梨、香蕉、草莓、猕猴桃、白菜、青菜、油菜、香菇等。外阴部瘙痒、疼痛者宜多食富含维生素B的食物，例如小麦、高粱、芡实、蜂蜜、豆腐、鸡肉、韭菜、牛奶等。

滴虫性阴道炎

滴虫性阴道炎常见的症状是白带增多，可为稀薄浆液状，灰黄色或黄绿色，有时混有血色，20%白带中有泡沫。外阴有瘙痒、灼热，性交痛亦常见，感染累及尿道口时，可有尿痛、尿急，甚至血尿。这个病由阴道毛滴虫引起。月经前后容易发作，因为月经前后阴道环境发生变化，隐藏在阴道中的滴虫常得以繁殖，引起炎症的发作。该病具有传染性。滴虫能吞噬精子，故可引起不孕。这种阴道炎主要通过性生活或公共浴池、游泳池、衣物等传染，因此，注意个人卫生是预防本病的关键。

在中医学中，多由于湿热和肝肾阴虚导致，因此分为湿热下注和肾虚湿热两个证型。

湿热下注

37岁的姚女士，感觉外阴瘙痒，灼热，日夜不休，每次性生活的时候会感觉到阴部疼痛不止，带下量多成稀液状，色黄绿色，味臭秽，小便刺痛，会阴部奇痒难忍而且灼痛。到医院检查后发现，这是因感染滴虫所致。

方1 秦皮乌梅汤

- **材料：**秦皮10克，乌梅15克，白糖适量。
- **制作：**秦皮，乌梅洗净，放入瓦锅中，加水3碗，煎煮30分钟，去渣取汁，加白糖饮服。
- **食用方法：**随三餐食用，每日2次。

🫖 **中医详解：**秦皮清热燥湿，收涩，可用来治疗赤白带下。乌梅有养阴生津、开胃助消化、解除虚热口渴的作用，且对多种致病菌有抑制能力，对免疫功能有增强作用。适合白带增多，色白或黄，呈泡沫状或脓性，甚至杂有血色的女性。

方2 百部甘草汤

🖊 **材料：**百部15克，甘草5克。

🍲 **制作：**百部，甘草洗净，放入瓦锅中，加水3碗，煎煮30分钟，去渣取汁，趁热饮服。

🥄 **食用方法：**随三餐食用，每日1剂，连服数日。

🫖 **中医详解：**百部能润肺杀虫，对很多细菌都有很好的杀灭作用，外用对滴虫性阴道炎也有很好的疗效。甘草解毒利尿，以生甘草梢作治疗热淋尿痛的辅助药。因此二者相配既可以杀菌，又可以抑制机体过度的炎症反应，相辅相成，适合伴有尿急尿痛等尿路感染的女性。

中医小妙招

白鲜苦参坐浴方

　　苦参10克，蛇床子15克，地肤子15克，白鲜皮15克，川椒6克，青盐2撮。将药装入布袋，放入锅中，加水8碗，煮沸20分钟。温液坐浴，每日2~3次，每次15~20分钟。本方清热燥湿，杀虫止痒，适用于湿热下注型滴虫性阴道炎。

保养小贴士：

1. 百部抗炎杀虫作用虽好，但不宜多服，避免过量服用会引起呼吸中枢麻痹的不良反应。

2. 忌烟酒，忌燥热之品，如羊肉、桂圆肉等热性食物要少吃，否则会助火生炎。忌肥甘厚腻、煎炸辛辣食品，例如辣椒、姜、葱、蒜、海鲜、牛肉等。

肾虚湿盛

39岁的周女士，2个月前开始感觉阴部瘙痒，白带量少、色白，腰膝酸软，肢体困倦，心烦，睡眠较以前差了很多。到医院检查发现是滴虫性阴道炎，治疗后阴痒症状改善，复查白带也正常了。但后来在半年内阴痒反复出现，滴虫性阴道炎反反复复，西药治疗阴痒症状时好时坏，导致周女士忧心忡忡。中医主任告诉她这是因为湿热留滞体内导致肝肾不足，所以才会反复发作。

方1　茯苓车前粥

材料：茯苓30克，车前子30克，粳米60克，盐适量。

制作：茯苓磨成粉。将车前子以干净纱布包好，放入砂锅，加水6碗，煎煮20分钟，去药包，将药汁同粳米、茯苓粉共煮粥，加盐即可。

食用方法：随三餐食用。每日1次，连用5～7日为一个疗程。

中医详解：车前子可清热利尿，渗湿止带。茯苓有利水渗湿、健脾和胃、宁心安神的作用。茯苓与车前子合用效果更强。粳米补中益气，平补五脏。

中医小妙招

益肾祛湿足浴方

　　取牛膝30克、虎杖30克、姜3片（生姜片连皮，用刀拍开），放入锅中，加水12碗，浸泡20分钟，武火煮沸后改文火煮15分钟左右。完成后倒入木盆静放，用手试温度，待手可放入的温度就差不多可以沐足。每日1次，沐足时间15～20分钟。可以起到益肾祛湿的功效。

保养小贴士：

1. 食宜清淡，少油而富有营养，忌温食进补。
2. 饮水，多食新鲜蔬菜。宜选食具有一定抗菌作用的食物，如大蒜、洋葱、马齿苋、鱼腥草、马兰头、菊花等。

细菌性阴道病

细菌性阴道病是由于阴道内正常菌群失调所致的一种混合感染。阴道内是有细菌的，这是正常菌群，如果那些细菌的比例和数量发生了改变就是菌群失调，就会引起细菌性阴道病。此病多发生在身体衰弱和卫生条件比较差的育龄期女性身上。阴道异物，阴道损伤，接触有腐蚀性的药物，使用避孕用具不当，刺激性的阴道冲洗，经期产后阴道分泌物过多，不洁的性生活，配偶个人卫生差都会引发妻子细菌性阴道炎。

这个病的主要症状是顽固性白带增多，有恶臭味，可伴有轻度外阴瘙痒或烧灼感。分泌物呈灰白色，均匀一致，稀薄，黏度很低，容易将分泌物从阴道壁拭去。阴道黏膜无充血的炎症表现。

中医认为细菌性阴道病与湿邪有关，分为湿热、湿浊两个证型。

湿热蕴结

40岁的周女士平时月经正常，但最近两个月出现白带量增多，色黄，有块状，有臭味，阴部有烧灼的感觉，瘙痒疼痛，经前更加明显，同时出现倦怠乏力、腰酸的状况，而且特别容易犯困。她到医院检查，诊断是细菌性阴道病。中医主任说这是因为湿热侵犯人体，导致阴痒、炎症。脏腑功能失调，身体抵抗力下降，带下尿液停积，湿蕴而生热，致外阴痒痛难忍。

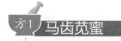

方1 马齿苋蜜

材料：鲜马齿苋50克，蜂蜜25克。

制作： 将鲜马齿苋洗净，冷开水再浸洗1次，切小段，搅拌机搅烂，榨取鲜汁，加入蜂蜜调匀，隔水炖5分钟，晾凉，分2次饮用。

食用方法： 随时饮用。

中医详解： 马齿苋能清热解毒，利水祛湿，散血消肿，消炎止痛。适于带下量多、色黄呈脓性或浆液性、有臭气、阴部坠胀的女性。

方2 鲜藕汁鲜鸡冠花饮

材料： 鲜鸡冠花500克，鲜藕汁50毫升，白糖500克。

制作： 将鲜鸡冠花洗净，加水3碗，煎煮20分钟，倒出药汁，再加水3碗，重复煎煮3次，合并3次煎液，再继续以文火煎煮浓缩，加入鲜藕汁，加热至黏稠时，倒入白糖，停火，混匀晒干，压碎，装瓶备用。

食用方法： 随时饮用。每次10克以沸水冲化饮用，每日3次。

中医详解： 鲜鸡冠花对热毒所致赤白带下有良好的作用。莲藕能凉血散瘀、止渴除烦，与鸡冠花合用治疗带下量多、色黄质稠如脓、气味臭秽、阴部坠胀灼痛伴有心烦口渴、小便色黄的女性。

中医小妙招

敲打胆经

　　胆经位于双侧小腿外侧，首先可以坐在床上伸直双腿，然后双手握空拳从上往下敲打胆经运行方向，每次敲打30遍。办公一族可以运用工作间隙，坐位时敲打。以敲打处的胆经有点发热、发麻为宜。敲打胆经具有祛除体内湿热、畅行气血的功效。

保养小贴士：

1. 注意饮食营养。宜多食新鲜蔬菜和水果，以保持大便通畅。多饮水。防止合并尿道感染。
2. 莲藕性偏寒，脾胃消化功能低下、大便溏泻者不宜生吃。
3. 孕妇禁用。

🍃 湿浊下注

胡女士五一节放假前出现阴部瘙痒，但因为赶着出门旅游，所以没管它。谁知旅游一个月回来，感觉瘙痒更加严重，自己用高锰酸钾等药物外洗效果不明显，而且白带量多、颜色白、质地比较黏、有腥味。胃口变差，稍吃多点就腹胀，大便烂。她越想越怕，赶紧到医院检查。中医主任说胡女士平素脾胃运化功能不好，身体水湿代谢障碍，湿邪流注下焦，伤及任带发为阴痒等症。

脾虚水湿运化失职，使进入身体的水谷无法正常运化并输送到身体各个部位，反而变成水湿聚集，或者长期居住在阴暗潮湿的地方等，湿邪蕴结体内日久下注阴部导致白带增多和外阴瘙痒。

方1 石榴茶

- **材料**：石榴30克，水适量。
- **制作**：石榴洗净，切块，放入瓦锅中，加水4碗，煎煮15分钟，取汁代茶饮。
- **食用方法**：随时饮用，每日2~3次，连服1周为一个疗程。
- **中医详解**：石榴收涩止带，现代研究证实其有收敛、抗菌、抗病毒、驱虫等作用。适合白带量多的女性。

方2 苓术茶

- **材料**：猪苓、苍术各10克。
- **制作**：猪苓、苍术放入瓦锅中，加水6碗，煎煮20分钟，取汁代茶饮。

中医小妙招

白花蛇舌草坐浴方

白花蛇舌草30克，黄柏30克，青盐2撮。将药装入布袋，放进锅中，加水2500毫升，煮沸20分钟。温液坐浴，每日2~3次，每次15~20分钟。该方法可清热利湿，适用于湿热下注型细菌性阴道病。

食用方法： 随时饮用。每日1剂。

中医详解： 猪苓能够利水渗湿，重在祛邪，对金黄色葡萄球菌、大肠杆菌有抑制作用；苍术能够燥湿健脾，可以用于湿盛导致的各种白带。苍术、猪苓合用可以达到解毒利湿除带的目的，适合于伴有胃口欠佳的女性。

保养小贴士：

1. 穿着宜忌：宜穿棉质内裤，并且勤换洗，清洗外阴的毛巾和盆要单独分开。洗后的内裤在太阳下暴晒。穿透气衣物，忌连续穿着连裤袜或紧身牛仔裤。

2. 生活宜忌：大便后擦拭的方向应由前至后，避免将肛门处的病菌带至阴道。清洗阴部最好用清水，不要用消毒剂或各种清洁剂频繁冲洗。勿随便坐在公共泳场、浴室、公共马桶等。

假丝酵母菌性阴道炎

外阴阴道假丝酵母菌病是常见外阴、阴道炎症，过去称外阴阴道念珠菌病。约75％妇女一生中至少患过1次外阴阴道假丝酵母菌病。主要表现为白带增多如豆渣状或外阴瘙痒。诱因包括妊娠、糖尿病、大量应用免疫抑制剂及广谱抗生素、胃肠道假丝酵母菌、应用避孕药、穿紧身化纤内裤、肥胖等。

本病属于中医"带下病""阴痒"的范畴。其病因病机是由于体内湿热蕴结，并加外受毒邪感染所致。或因脾虚运化失调而生湿或因肾阳不足无法温煦脾阳而运化失司而生湿，或因久居湿地湿邪外犯，湿邪不除则易化热，此为内因，而毒邪是外因，内因、外因相互作用使病情缠绵。中医分为脾虚湿盛、湿热下注、肾虚湿阻3个证型，下面我们一一来看如何通过饮食调养来改善各症状，调理体质。

🍃 脾虚湿胜

50多岁的史女士8个月前车祸导致多处骨折，因伤口感染，使用抗生素抗感染治疗，治疗痊愈后，很快就开心地出院了。但回家后不久，她就感觉外阴瘙痒，同时出现白带量增多，成豆腐渣样，面色苍白，食欲不佳，大便比较烂，容易疲惫等症状。于是，她不得不再次来到医院检查，原来她得了阴道假丝酵母菌病。中医主任分析，由于车祸损伤使史女士身体虚弱，脏腑功能失调，脾气更虚，脾失运化，湿气在体内紊乱导致该病发生，除了积极抗真菌治疗外，还需要中医健脾利湿的治疗调理和药膳调理体质，促进身体康复。

方1 黄芪山药小米粥

- **材料**：黄芪30克，山药、薏苡仁各15克，小米100克。

- **制作**：将黄芪放进锅中，加水6碗，煮沸15分钟，捞起药渣，留药汁，再加入山药、薏苡仁、小米一起熬粥，调味食用。

- **食用方法**：随三餐食用。每日1~2次，连服2周。

- **中医详解**：山药既补气，又能止带，与健脾燥湿的薏苡仁同用可治疗脾虚有湿之带下。黄芪对气虚湿重有良好的疗效。小米厚脾胃，现代研究还证明其能抗衰老、养容颜。此粥适合容易疲乏的女性。

中医小妙招

苍术苦参坐浴方

苍术、苦参、薏苡仁各15克，黄柏10克，将药放入锅中，加水2000毫升，煮沸20分钟。温液坐浴，每日2~3次，每次15~20分钟。本方清热燥湿，杀虫止痒，适用于脾虚湿胜型假丝酵母菌性阴道炎。

保养小贴士：
注意性生活卫生及性伴侣卫生，反对婚外性行为，注意外出时的清洁卫生。对糖尿病患者积极控制血糖。

湿热下注

20岁出头的小孙长期居住在海边比较潮湿的环境，最近感觉外阴瘙痒灼痛，白带量增多，像豆腐渣，经常觉得心烦，肚子胀胀的，没有食欲，口中气味很大。因为情况越来越严重，于是就到医院检查，原来她是外阴阴道假丝酵母菌病。中医说这就是久居湿地，湿和热相互交结在一起，湿热在体内堆积而引起的阴痒。

方1 苦参贯众饮

* **材料**：苦参15克，贯众15克，白糖适量。

* **制作**：将洗净的苦参、贯众放入瓦锅中，加水5碗，煎煮20分钟，去渣取汁，调入白糖即可。

* **食用方法**：随时饮用。

* **中医详解**：苦参清热解毒，燥湿杀虫止痒，煎剂对多种细菌均有抑制作用、对多种皮肤真菌也有抑制作用。贯众为中医传统杀虫药。

中医小妙招

阴道纳药

　　苦参、地肤子、川楝子、白芷各500克，放入锅中，加水1 000毫升，煎水后浓缩成膏状，过滤去渣后加入适量淀粉、凡士林调合成小梧桐丸。每晚睡前纳入阴道内使用1次，每次1粒，7~10日为一个疗程。适用于湿热下注型假丝酵母菌性阴道炎。

保养小贴士：
忌食发物，以免加重瘙痒。忌食辛辣食品，以免燥热内生，使热毒蕴结。忌食甜食，以免白带分泌增加。忌烟酒。

肾虚湿阻

　　50多岁的邓女士平时比较怕冷，大便不成形。最近半年来，外阴常常感觉到异常瘙痒，明显感觉到腰和膝盖酸软无力，有时还会头晕、耳鸣。最让她担心的是白带变得像豆腐渣一样。于是赶紧到医院妇科检查，诊断为外阴阴道假丝酵母菌病，属于肾阳不足，不能帮助脾阳正常运化体内水湿，导致湿气在体内停留聚积。

方1 韭菜叶杜仲煲鸡蛋

* **材料**：杜仲15克，韭菜叶50克，鸡蛋1个，白糖10克。

* **制作**：杜仲洗净，切片。韭菜叶洗净。上述材料与带壳鸡蛋一起放

进锅内，加水3碗，煮15分钟，鸡蛋去壳，放进煎汤中再煮5分钟，加白糖即可。

食用方法：随三餐食用，连服数日。

中医详解：该食疗具有补肾化湿止带功效，适于肾阳虚带下患者。韭菜叶性偏温，能温中行气，滋养肝肾，暖腰膝，固精，常常手脚冰冷、下腹冷、腰酸的人可以多吃。杜仲益肝肾，为补肾良药，可治疗肾气不固，阴下湿痒，与韭菜叶同用，适于肾阳虚不固所致的白带清冷、量多、质稀薄、终日淋漓不断、腰酸、小腹觉得冷、小便频数清长（夜间尤甚）、大便溏薄的女性。

方2 鲜枸杞叶炒鸡蛋

材料：鲜枸杞叶150克，鸡蛋2个，油、盐适量。

制作：鲜枸杞叶洗净。鸡蛋去壳，与枸杞叶、盐一起搅拌均匀，放入油锅中炒熟即可。

食用方法：随三餐食用。

中医详解：此药膳能补肾滋阴止带，适于肾阴虚带下患者。枸杞叶能补肝益肾，生津止渴，治虚劳发热，烦渴，崩漏带下。鸡蛋能补阴益血与枸杞叶同炒不仅味美，且能滋阴止带，适于带下赤白、质黏稠无臭、阴部灼热、头昏目眩，或面部烘热、五心烦热、失眠多梦、大便干、小便黄的女性。

方3 白果莲子炖乌骨鸡汤

材料：白果10个，莲子20克，乌骨鸡250克，姜3片、盐适量。

中医小妙招

杜仲五倍子沐足

杜仲30克、五倍子30克，一起放入锅中，加水8碗，煎汤，待水温合适后沐足，每日1次，7~10日为一个疗程。适合于改善肾虚证的假丝酵母菌性阴道炎的不适。

制作：乌骨鸡宰后洗净，汆水。莲子洗净。白果去壳、去心、洗净。乌骨鸡、白果、莲子、姜一起放入炖盅内，加凉开水4碗，盖上盖，隔水炖2小时，加盐便可，分2~3次食用。

食用方法：随三餐食用。

中医详解：白果是收涩止带除湿之良药，对白浊带下有较好的辅助治疗作用。莲子用于脾虚久泻，遗精带下，心悸失眠。《本草纲目》认为乌骨鸡有治妇人崩中带下及虚损诸病的功用。适宜于下元虚损致带下量多或赤白带下等症患者食用。

保养小贴士：

1. 宜食酸奶：临床实验证实，喝酸奶确实可以预防假丝酵母菌的感染。酸奶含有大量活乳酸菌，可抑制人体内真菌的过度繁殖。切忌选用果味酸奶，它所含的高糖分会给假丝酵母菌提供滋养。

2. 多摄入必需的脂肪酸和大蒜素，它们具有抗真菌的特性。前者在坚果、种子和多脂的鱼类中含量丰富。生蒜有很好的抗真菌特性。

子宫肌瘤

子宫肌瘤是女性生殖器最常见的良性肿瘤，是由子宫肌肉组织增生而成，其恶变的概率很小，一般在1%以下。因为子宫肌瘤是激素依赖性肿瘤，意思是说子宫肌瘤是依赖激素生长的肿瘤，所以雌激素可促进子宫肌瘤增大，孕激素也可以促进肌瘤生长。

子宫肌瘤可引起以下几个方面的问题。

1. 月经改变：这是最常见的症状，如月经周期缩短、经量增多、经期延长、不规则阴道出血等。根据肌瘤生长的位置和大小，月经改变情况不同，若肌瘤较小或位置在子宫的肌肉之间或向子宫外突起，可能月经没有什么太大的变化；但若子宫肌瘤生长在子宫腔内的黏膜下，即黏膜下肌瘤，可引起月经量多，月经时间延长。

2. 包块：患者常感觉腹部胀大，下腹可以摸到包块。当清晨膀胱充满尿液将子宫推向上方时更容易摸到。

3. 白带增多：有时会出现白带量增多，合并感染时分泌物可伴臭味。

4. 有时会有腹痛、腰酸、下腹坠胀。

5. 压迫症状：子宫肌瘤较大时可压迫膀胱出现尿频、排尿不畅或尿不出等。

6. 不孕：有25%~40%的不孕可能是子宫肌瘤造成的。子宫肌瘤压迫输卵管使之扭曲，或使宫腔变形，妨碍受精卵着床。

7. 继发性贫血：长期月经过多会导致贫血的状况，严重时有全身乏力、面色苍白、气短、心悸等症状。

中医认为子宫肌瘤的发病多与正气不足，脏腑气血失调有关，以气滞、血瘀、痰湿为常见的致病因素，多见于以下情况。

气滞血瘀

骆女士常年心情欠佳，进入中年后更加容易发脾气，近来总感觉脘腹部胀闷不适，食欲下降，月经量增多，到医院检查，医生诊断为子宫肌瘤。中医认为这是常年心情欠佳，肝气郁结，导致气血的运行受到阻碍不能流动而积聚成包块，形成子宫肌瘤。中医主任解释说，情绪不畅可导致肝气的郁结，使气血的运行受阻，日久形成瘀血停滞在子宫，瘀血聚积日久便结成了包块，形成子宫肌瘤。

方1 消瘤蛋

材料： 荔枝核10克，莪术9克，鸡蛋2个。

制作： 各物分别洗净，加水4碗共煮，待蛋熟后剥皮再放入煮10~20分钟，弃药食蛋。

食用方法： 随晚餐食用，每晚服1次。

中医详解： 荔枝核有行气散结、祛风止痛之良好作用。莪术能破血行气止痛，其温通力较大，可治疗血滞经闭腹痛、腹部包块、积聚。二者合用，适用于气滞血瘀型子宫肌瘤，伴有精神抑郁、经前乳房胀痛、胸胁胀闷，心烦易怒、下腹胀痛或有刺痛。

中医小妙招

青乌红花泡脚方

乌药、青皮、益母草各30克，川芎、红花各10克。所有材料放入锅中，加水2000毫升，武火煮沸后改文火煎煮30分钟，等药液温度合适后，倒入白醋50毫升，沐足。盆中药液量应该浸没踝关节，如果药液不足量，可加适量温水。脚在药中不停地活动，让足底接受药渣轻微的物理刺激，每次20分钟以上。月经量大的朋友在经期停止使用。

保养小贴士：
女性自身的抑郁情绪，是子宫肌瘤产生的重要原因。所以精神压力大的女性朋友要注意调节情绪，尽量保持愉快的心情，多做些户外运动。

🍃 气虚血瘀

孙女士从小脾胃虚弱，经常消化不良。过了40岁，她时不时感觉下腹隐隐作痛，还有气虚乏力、心悸、头晕眼花的状况，月经也有变化，量变多，颜色变淡。单位组织体检，B超检查发现她有子宫肌瘤。中医主任说这是因为气虚不足，无力推动血的运行，血液停滞则形成了瘀血，瘀血停滞子宫，日久便结成了包块。

方1 川芎鲜山楂牛肉汤

材料：牛肉50克，鲜山楂15克，当归10克，川芎15克，盐适量。

制作：牛肉切成丁，山楂切片备用。当归、川芎一起放入砂锅，加水3碗，武火煮沸后改文火煎煮20分钟，去渣取汁，放入炖盅，加牛肉、鲜山楂，盖上盖，隔水炖2小时，加盐便可。

食用方法：随三餐食用。

中医详解：山楂有消食健胃、活血化瘀之功效，能入血分而

中医小妙招

站养生桩

　　两脚保持与肩同宽，双手抱胸前，呈抱球姿势，双腿同时弯曲，膝盖不要超过脚尖，全身都要放轻松。在站养生桩的时候，可以在心中冥想，当感到自己的掌心有一种酸麻的感觉，将胳膊举高或放低，高举时不过眉，放低时不过肚脐。两只手可以左右调整位置。站养生桩有益气行血的作用，有助于扶助正气，推动血行。

　　注意：站桩时间不宜过长，要循序渐进，初学者站10分钟就会有效果，之后可以渐渐加长时间。

散除瘀结。牛肉具有补脾胃、益气血、强筋骨、消水肿等作用。当归、川芎均性温，能活血化瘀。一起合用，可用于治疗子宫肌瘤患者伴有平素经量多、有血块、头晕眼花、精神疲倦、心慌等。

寒凝血瘀

　　年纪轻轻的华小姐最喜欢吃雪糕、喝汽水。她平时下班回家，第一件事肯定是打开冰柜，拿出冷饮一口气喝个痛快，觉得特别爽。2年前，她因左侧卵巢黄体囊肿做了切除手术，医生提醒她，过度喝冷饮有害身体，但华小姐没放在心上。今年春节外感风寒，发热1个月才好。之后她时常感觉下腹隐隐疼痛，遇风雨寒冷天气疼痛加重，痛时用热水袋外敷感觉疼痛有所减轻。在最近的B超检查中发现她有子宫肌瘤。中医主任分析，华小姐过食生冷或者受到了寒邪的侵袭，特别是在经期或是产后，寒邪侵入血脉，影响了血液的运行而形成瘀血，瘀血停滞子宫，日久便结成了包块，形成子宫肌瘤。

方1 干姜三七粥

材料： 干姜10克，三七粉3克，小茴香3克，粳米100克，盐适量。

制作： 三七粉一分为二，装入洁净的棉纸袋中，待用。将洗净的干姜、小茴香同放入砂锅，加水3碗，浓煎至半碗，过滤，取汁备用。将粳米淘洗干净，放入砂锅，加水5碗，大火煮沸，改用小火煨煮成稠粥，粥将成时，调入干姜、小茴香浓煎汁，拌匀，调味服食。

食用方法： 早晚分服，每次服食时取1小包三七粉（1.5克）撒入粥中，拌和均匀，服食之。

中医详解： 三七可止血化瘀、消肿止痛；干姜散寒止痛，活血通经，与三七同用，温经散寒，养血除瘀止痛。小茴香可散寒止痛，增进食欲，治疗消化不良、消除肠胀气、便秘，并能利尿、排毒，被当成减重良药。本药膳适合寒凝血瘀引起的月经周期延后、月经量少、色黯有块，或量多色黯、月经时间延长，伴下腹冷痛喜温、四肢发凉、带下量多、色白清稀的患子宫肌瘤女性食用。

中医小妙招

腰骶部拔气罐疗法

选用罐口光滑的塑料气罐，先将罐洗净擦干，取俯卧位，露出腰骶部，然后用负压将罐吸附在不适的部位。要有罐口紧紧吸在身上的感觉才好。一般拔10~15分钟就可将罐取下，取时别强行扯罐，别硬拉和转动，动作要领是一手将罐向一面倾斜，另一手按压皮肤，使空气经缝隙进入罐内，罐子自然就会与皮肤脱开。

保养小贴士：

1. 尽量不要吃生冷寒凉的食物，注意保暖，尤其是月经期。
2. 确诊为子宫肌瘤后，应每月到医院检查1次。如肌瘤增大缓慢或未曾增大，可半年复查1次；如增大明显，必要时则应考虑手术治疗，以免严重出血或压迫腹腔脏器。

痰湿瘀阻

30多岁的许女士体形肥胖，平时痰也比较多，非常苦恼。最近，她又添了新的烦恼，小腹总感觉胀胀的，月经越来越迟，量越来越少，肯定是哪里出问题了！于是她到医院做了个检查，原来是得了子宫肌瘤。幸好肌瘤还比较小。中医分析，这是由于有痰邪在体内阻碍气血运行，痰和瘀血相互结合在一起而导致肿块。

方1 双术苓枣膏

- **材料**：白术250克，苍术250克，茯苓250克，生姜150克，红枣100个，米酒适量。

- **制作**：白术、苍术、茯苓洗净烘干，研细过筛。大枣去核。生姜研成泥后去姜渣。以姜枣泥调和药粉为膏，防腐贮存备用。

- **食用方法**：早晚各服30克，米酒送服。

- **中医详解**：苍术为化湿药，能燥湿健脾。茯苓为利水渗湿药，有良好的利水消肿作用，还能健脾、化痰、安神。白术为补气要药，既能补气健脾，还可燥湿利水。辅以生姜化痰、红枣养血，用米酒调服，对月经周期延后，月经经少不畅或量多夹有血块，色紫黯或白带量多、黏稠，下腹胀满，胸闷多痰，体形肥胖等表现的女性最宜。

中医小妙招

按摩丰隆

丰隆取穴：从腿的外侧找到膝眼和外踝这两个点，连成一条线，然后取这条线的中点，接下来找到腿上的胫骨，胫骨前缘外侧1.5寸，大约是两指的宽度，和刚才那个中点平齐，这个地方就是丰隆穴。按摩方法：用大拇指采用点按式按丰隆穴3分钟，然后沿顺时针揉丰隆穴10分钟。按摩丰隆具有化痰利湿的功效。

湿热夹瘀

李女士，35岁，到医院体检做B超检查发现子宫肌瘤，伴下腹部偶有坠胀的感觉，白带量增多、色黄、质地黏稠，月经色暗红夹有血块，四肢疲倦，胸闷烦躁，食欲差，小便黄而少。中医认为这是湿热夹有瘀血所造成的。

方1 丹桃紫草粥

材料： 丹参30克，赤芍15克，紫草根20克，薏苡仁60克，粳米30克，冰糖适量。

制作： 丹参、赤芍、紫草根、薏苡仁加水8碗，煎煮1小时后去渣取汁，加入粳米煮成粥，调入适量冰糖即可。

食用方法： 随三餐食用。每日1剂，分2次食，连服15~20日为一个疗程。

中医详解： 丹参有活血调经，祛瘀止痛的效果；赤芍凉血活血；紫草根既能止血凉血，又可清热解毒；薏苡仁健脾清热化湿。这款粥将活血与祛痰湿很好地结合在一起，适合湿热夹瘀的女性。

中医小妙招

外敷腰骶八髎穴

八髎穴位于腰骶三角区域内，简便方法可以取后腰骶部作为八髎穴的分布区域。取虎杖50克，放入布包中，加入300毫升水中煎煮，取出布包稍静置，放于腰骶处，外敷20分钟，每日1次，另外虎杖煎出的药汁可以内服。外敷腰骶八髎穴可利湿，舒筋活络。

保养小贴士：

1. 如果服用药膳后大便出现稀烂，有臭秽之气，是在排除体内湿热之象。

2. 忌食之品：羊肉、虾、蟹、鳗鱼、咸鱼、黑鱼等发物；辣椒、生葱、生蒜等刺激性食物及饮料；桂圆、红枣、阿胶、蜂王浆等热性、凝滞性和含激素成分的食品以及酒类、冰冻食品。

子宫脱垂

子宫脱垂，在中医里称为阴挺。子宫从正常位置沿阴道下降，甚至子宫全部脱出于阴道口以外，称子宫脱垂。子宫脱垂常伴阴道前壁或后壁膨出。60岁以上妇女约1/4患有不同程度的子宫脱垂，近年研究发现发病有年轻化趋势。分娩损伤是子宫脱垂最重要的原因。而慢性咳嗽、排便困难、经常超重负荷（肩挑、举重、蹲位、长期站立）等，均能够使腹内压力增加，并直接作用于子宫，使其被迫向下移位。子宫脱垂偶尔也会见于未产妇，甚至处女，主要原因为先天不足，盆腔底部肌肉发育不良导致子宫脱垂，绝经后妇女因雌激素水平下降，盆腔底部组织萎缩退化，也可以发生子宫脱垂或使脱垂程度加重。

在中医看来，子宫脱垂都是虚证，气虚或者肾虚，不能够提起托举子宫而导致子宫下垂。所以在中医，这个病就分为气虚和肾虚两个证型。

气虚

李女士，50岁，既往产后起床过早，常蹲在地上洗衣服。近2个月突然感觉下腹坠胀，阴部有物脱出，她赶紧回到床上躺着，阴部之物就缩回去了，但站起来活动多了又重复出现，李女士还经常感到精神疲倦，活动后容易气喘心跳，腰酸，白带量多，质地清稀。经医生检查诊断是子宫脱垂，这是一例气虚引起的子宫脱垂。

气，运行周身，维持人体正常的生理机能，气虚，则固托作用不足，会出现多汗，疲劳，无力等症状，严重的就会气虚下陷，出现胃下垂，子宫脱垂等。治疗以补中益气为主。

方1 黄芪茶

材料： 黄芪60克，红糖适量。

制作： 将黄芪洗净，放入锅内，加水5碗，中火煮沸后改文火再煮30分钟，去渣取汁，加入红糖煮沸即可饮用。

食用方法： 每日1剂，代茶饮。

中医详解： 黄芪有益气固表的作用，可用于治疗气虚乏力、中气下陷而引起的子宫脱垂，症见子宫下移，劳则加剧，小腹下坠，四肢无力，小便频数，带下量多，质稀色白。

方2 姜汁黄鳝饭

材料： 黄鳝150克，粳米100克，生姜汁10～20毫升，花生油、精盐、芡粉适量。

制作： 先将黄鳝处理干净，起骨，黄鳝肉切丝，以姜汁、花生油、芡粉拌匀。洗净的粳米放置瓦锅中，加水适量煮饭，待饭水分将煮干时，放黄鳝丝于饭面，焖15～20分钟即成。

食用方法： 随三餐食用，每日2次。

中医详解： 黄鳝有补中益气、养血固脱、滋补肝肾等作用，为温补强壮剂；粳米米糠层的粗纤维分子，有助胃肠蠕动，对胃病、便秘、痔疮等疗效很好，可减少因为便秘而引起的腹压增高，从而防止加重子宫脱垂。对伴有气虚便秘的女性也非常合适。

中医小妙招

补气灸足三里

用2寸的艾柱，放进灸盒内，点燃后放在足三里穴（位于外膝眼下四横指、胫骨边缘位置），艾灸20分钟，每日1次。有助于补益气血，升提阳气，改善气虚型子宫脱垂。

保养小贴士：

1. 伴有咳嗽、哮喘、便秘者应积极治疗，以免在咳喘、排便时用力增加腹内压而使子宫向下脱垂。长期便秘患者注意饮食调节，可食用酸奶、蔬菜、水果等促进排便的食物，避免吃刺激性食物及过于油腻的食物。
2. 锻炼骨盆底肌，增强盆底组织张力。
3. 注意休息，避免过于劳累。

✿ 肾虚

王小姐的母亲，最近总觉得阴道口有什么东西往下坠，时不时感觉腰酸，膝盖没有力气，头晕耳鸣，夜尿次数增多，严重影响夜间睡眠，王母不知自己得了什么病，不敢告诉女儿，因为她知道女儿是个孝女，担心孩子知道了会影响工作，只有憋在心中，闷闷不乐。王小姐是个细心的姑娘，察觉到母亲的心事，带着母亲到医院检查，才知是子宫脱垂，害得母亲担惊受怕。医生说母亲的子宫脱垂不严重，可以通过饮食调理和盆底锻炼来改善。王母通过锻炼治疗和服用药膳，就恢复如常了。

方1 芡实核桃鸡

- **材料：**芡实25克，核桃肉15克、生鸡1只，精盐、葱、姜适量。
- **制作：**将鸡开膛取出内脏洗净，沥水；芡实、核桃肉碾粉，与适量精盐、葱、姜混合均匀，将其放入鸡肚内，擦匀，用线缝合鸡肚，放盘中，隔沸水蒸20分钟，取出，切块上盘，烧热油锅，倒入鸡汁，打芡，淋在鸡块面即可食用。
- **食用方法：**随三餐食用。
- **中医详解：**芡实，健脾益胃功效强；核桃有补血养气、润燥通便的作用；与芡实共用，能补肾固精气。适于子宫下垂，腰酸腿软，小腹下坠，大便干结，头晕耳鸣的女性食用。

方2 制首乌山萸肉鹌鹑汤

材料： 制首乌15克，山萸肉15克，鹌鹑2只。

制作： 鹌鹑去毛及内脏洗净，将制首乌、山萸肉分别装入鹌鹑腹内，放入锅中，加水10碗，武火煮沸，改中火煮2小时，至肉烂，调味，饮汤吃肉。

食用方法： 随三餐食用。

中医详解： 制首乌能补肝肾、益精血，是补肾良药；山萸肉补益肝肾，收敛固涩，固精缩尿，此外还有生津止渴作用，与制首乌合用，既补肾，又固脱；鹌鹑味美营养丰富。本药膳适用于腰膝酸痛，头晕耳鸣，健忘尿频等，对肾虚子宫脱垂患者较宜。

中医小妙招

固肾练习法

　　方法：（1）站立，双腿挺直，两足相并，目视前方。两臂自前方平举缓缓抬起至头顶上方转掌心向前。（2）两掌掌心向下，指尖相对，下按至胸前。慢慢转掌心朝上，两掌掌指顺腋下向后运行。两掌心向内沿脊柱两侧向下摩运至臀部；上身前俯，两掌继续沿腿的两侧向下，尽量去接触脚面（可结合个人所及范围尽量伸展）。（3）两掌从脚面向上、向前抬起；用手臂带动上体起立。掌心向前，目视前方。配合腹式呼吸，每日练习50次，每周至少3次。

保养小贴士：

1. 注意产后摄生保健，避免过早参加体力劳动，提倡产后保健操。性生活要节制。

2. 子宫脱垂患者要避免重体力劳动，避免搬抬、下蹲、跳跃动作。

压力性尿失禁

压力性尿失禁是指在腹压突然增加时出现的尿液不自主溢出，其特点是正常状态下无遗尿，而腹压增高时尿液自动流出。现代医学认为压力性尿失禁，其病因复杂，有多产、产程延长或难产及分娩损伤、子宫切除、衰老等多种因素造成。排便困难、肥胖、慢阻肺等造成腹压增加的因素也可导致此病。腹压增加下不自主溢尿是最典型的症状，常伴有尿急、尿频，急迫性尿失禁和排尿后膀胱区胀满感。女性在绝经后因女性荷尔蒙的减少也会使骨盆底部的肌肉松弛，引此种尿失禁也多见于绝经后的女性。

临床可根据症状的轻重分为三度。Ⅰ度：咳嗽、打喷嚏、搬重物等腹压增高时出现尿失禁；Ⅱ度：站立、行走时出现尿失禁；Ⅲ度：直立或卧位时均有尿失禁。

中医认为中老年女性压力性尿失禁，主要因为脏气虚衰，气化不固，劳伤、忧思等损伤肝脾肺。房劳伤肾、病后气虚、老年肾亏，而其中以肺脾气虚及肾不足为多见。肺虚不能气化则膀胱约束尿液的功能减弱，脾虚中气下陷则尿自遗，肾虚不能温化水液而尿不知。因此可以分为气虚和肾虚两种证型，以下就是对这两种证型的分析和调治。

🌿 气虚

徐女士，57岁，近3个月来，小便次数多，点滴不止，不能自禁，夜间多发，容易疲劳，稍动一下就出很多汗，四肢乏力，劳累后，小便自出。中医主任说这个患者是属于气虚引起的尿失禁。人体内的一切脏器都依赖气的托举和推动，气不足了，托举的力量当然就不够了，不能固摄尿液而尿液流出。

　　什么原因会引起气虚呢？随着年龄的增长，尤其是年过40以后，机体开始出现各种衰老的迹象，比如疲乏、脸色失去光泽、皮肤弹性下降、肌肉松弛……这些都跟气虚有关，而盆底的肌肉松弛就会导致压力性尿失禁；此外，经过多次生育分娩的女性更容易损伤气血，发生压力性尿失禁。

方1 黄芪党参茶

🥄 **材料**：党参18克，黄芪15克，陈皮6克。

🍲 **制作**：将上三味药放入药煲内，加水3碗，中火煎煮40分钟，取汁，代茶饮用。

🥣 **食用方法**：随时饮用。

🫖 **中医详解**：党参补中气，又益肺气，不腻不燥，为治脾肺气虚证最常用之品；黄芪乃补气之圣药，常用于脏器下垂；陈皮理气健脾。三者合用健脾益气，升提固摄。适用于气虚的患者。坚持饮用黄芪党参茶可以改善气虚体质，增强益气缩尿之功。

> **中医小妙招**
>
> 提肛运动
>
> 　　具体方法：提肛运动2～6秒，松弛休息2～6秒，如此反复10～15次，每日训练3次以上，可有助于治疗气虚型压力性尿失禁。

保养小贴士：

1. 养成健康的生活方式：勿憋尿，睡前排尽尿液、克制水分摄取，避免酒精、咖啡因等利尿性饮料；饮食清淡，多食含纤维素丰富的食物，少食辛辣刺激性食品，防止因大便秘结引起的腹压增高。提倡蹲式排便。蹲式排便有益于盆底肌张力的维持或提高。保持有规律的性生活。研究证明，绝经后的妇女继续保持

有规律的性生活，能明显延缓卵巢合成雌激素功能的
生理性退变，降低本病的发生，同时可防止其他老年
性疾病，提高健康水平。
2. 进行适当的体育锻炼和盆底肌群锻炼。
3. 积极治疗各种慢性疾病。如哮喘、肺气肿、支气管炎、
腹腔内巨大肿瘤等，均可引起腹压增高而导致本病，积
极治疗原发病可防止压力性尿失禁的发生。

🍃 肾虚

吴女士，56岁，近月来小便失禁，特别是劳累的时候，尿量多而且质
地清稀，容易健忘，非常怕冷，四肢温度比较低，腰和膝盖酸软无力。中
医认为肾阳虚会使人感觉到怕冷，四肢不温，腰膝酸软，阳气不能温化水
液，而小便自出。肾的功能之一是主持大小二便，因此，二便出现状况多
与肾有关，肾阳不足，导致膀胱气化的功能障碍，不能浓缩固摄尿液，因
此尿液不自主排出，而且量多。

绝经后，女性朋友的身体容易表现出腰和膝盖酸软无力、怕冷等一系
列肾虚的症状，压力性尿失禁也是其典型表现之一。中医认为女性的肾气
在"四七"（28岁左右）最充盛，在"七七"（49岁左右）肾气衰退，肾
气有固摄的作用，肾阳有温煦膀胱的作用，肾虚会导致膀胱气化不利而发
生压力性尿失禁。

方1 补骨脂炖黑豆

材料： 补骨脂10克，黑豆250克，精盐、料酒适量。

制作： 补骨脂放入纱布包好，与洗净的黑豆、精盐、料酒同入砂锅
中，加水8碗，用武火煮沸，去浮沫，改用文火，煨至黑豆极烂，调
味即可。

- **食用方法**：随三餐食用。3~4日内分食完，15日为一个疗程。
- **中医详解**：补骨脂能补肾壮阳，固精缩尿；黑豆色黑入肾，亦有补肾功能。适合于小便频数或失禁，夜尿多，小腹胀满，面色晦暗，腰酸肢冷的女性。

方2　龙眼枣仁饮

- **材料**：杜仲20克，炒酸枣仁12克，龙眼肉15克。
- **制作**：上述各物加水适量煎药汁代茶饮。
- **食用方法**：随时饮用。
- **中医详解**：杜仲补益肝肾、强筋壮骨、调理冲任、固经固脱；龙眼肉具有补益心脾、养血宁神等功效；酸枣仁是养肝宁心安神之佳品。适合子宫脱垂伴有腰腿痛或酸软无力，睡眠欠佳，小便失禁的女性。

方3　羊腰粥

- **材料**：羊腰3只，生姜丝、白酒、芡粉适量，葱白段3根，粳米60克。
- **制作**：将羊腰洗净去掉筋膜，切片，放入生姜丝、白酒、芡粉适量，搅匀备用；将洗净的粳米放入锅中，加水8碗同煮，待粥将成时，放入羊腰，葱白段，再稍煮即成。早晚随量食用。
- **食用方法**：随三餐食用。
- **中医详解**：羊腰营养价值颇高，能补益精髓，补肾壮阳，缩小便；加

中医小妙招

按摩肾俞

　　先将两手搓热，掌根在上，指尖朝下，两手掌分别置于后腰两侧凹陷处，上下来回摩擦直至腰部发热、热感渗透皮肤为止。最好在每日早上起床前进行，连续15日。中医称"腰为肾之府"，对肾俞进行按摩有助于补肾壮阳，增强膀胱的气化功能。配合每日提肛运动（同前），有助于治疗肾虚型压力性尿失禁。

入少许白酒活血通脉、使温补之力更强。适于小便频数或失禁，小腹胀急，面色失华，气短懒言，四肢乏力，舌淡苔薄脉缓弱的女性食用。

保养小贴士：

1. 生育后要注意休息，不要过早负重和劳累，若有产伤及时修复。
2. 掌握运动疗法，可预防和治疗轻中度尿失禁：

（1）盆底肌肉锻炼：做收缩和上提小腹和肛门的动作，持续3~5秒放松，每日于早晨起床前、午饭后和晚上睡前进行，每次15分钟。

（2）每日至少进行仰卧起坐运动2次。

（3）仰卧在床上进行快捷而有规律的伸缩双腿运动，每日3次。

（4）膀胱训练：膀胱训练目的在于延长排尿的时间间隔，要求患者按照时间表而不是急迫程度进行排尿。最初的排尿间期隔通常为2~3小时，随着耐受能力的增强，排尿的间隔时间逐渐延长，直到达到设定的目标间隔时间。

经前期综合征

　　每个月的月经来潮对一些女性朋友来说可能是不那么愉快的经历，个别人甚至是痛苦的。除了痛经外还会有一系列不适，很多人对这些不以为然，觉得看医生吧，太小题大做，忍忍就过了，可有些实在是难以忍受的。这里针对常见的症状来稍加解释，提供一些简单的方法让您轻轻松松度过那些特殊的日子。

　　这些不大不小的症状在中医里统称为"月经前后诸证"，常见的有经前乳房胀痛、经行泄泻、经行头痛、经行浮肿、经行发热、经行身痛、经行口糜、经行风疹块，还有经行情志异常。这里的词可能有些您不是太明白，别着急，下面会一一解释。这里是将每种症状分开列出解释，好多人是多种症状一起出现，比如容易生闷气的女性，可能会出现乳房胀痛，头疼，烦躁易怒。其实，没有无缘无故的不舒服，任何的不适都是身体在提醒您的信号，希望您不要忽略，最好能够及时调治。好，下面就具体来说说每种症状。

经行乳房胀痛

　　这个比较好理解，很多人都会出现在月经来潮前后乳房胀痛。大多数都是在月经前乳房疼痛，月经来潮了就没有那么痛了，还有一些是月经差不多结束的时候疼痛。月经前疼痛属于实证，多是肝气郁结，月经结束疼痛的属于虚症，多是肝肾阴虚。为什么都是与肝有关呢？因为乳房所在的地方是肝经所在之处，而乳头是胃经所过之处，因此，多从这方面调治。

☙ 肝气郁结

黄女士，32岁，近2年来，每于经前7~10日，就开始头胀、乳房胀痛、小肚子胀、手足发麻、容易发脾气，而且特别容易感冒怕冷，月经结束后这些症状就会慢慢恢复，每次月经前都非常难受。医生指出她是肝气郁滞，导致气血经络不通畅，所以乳房胀痛及小肚子胀。肝气郁结多是因为情绪抑郁，或者突然的精神刺激引起的，女性心思细密，很多小事想不开，导致肝的正常功能紊乱，气的运行不正常，就引起肝气的郁结。

方1 橘糖饮

材料：橘叶10克，橘络10克，红糖15克。

制作：橘叶、橘络、红糖同入锅，加水8碗煎20分钟，去渣取汁。

食用方法：每日1剂，分2次服，连服3~7日。

中医详解：橘叶、橘络均为理气药。橘络就是橘子瓣外面的那些白丝，能行气通络，化痰止咳；红糖有补中益气之功，橘叶、橘络与红糖合用，行气、补气并用，有疏肝解郁之功。

方2 玫瑰鸡蛋茶

材料：玫瑰花15克，鸡蛋2个。

制作：鸡蛋煮熟后去外壳，玫瑰花去净心蒂后取花瓣，同入锅，加清水适量，武火煮沸后改文火煮30分钟，入红糖适量略煮。饮茶食蛋。

食用方法：随三餐食用。

中医详解：玫瑰能行气解郁，和血，

中医小妙招

指揉膻中

　　膻中穴位于胸部，两乳头连线的中点。用一手拇指或中指螺纹面着力，定在膻中穴上，其余四指轻扶体表或握空拳，腕关节轻轻摆动，或小幅度环旋转动，使着力部分带动该处的皮下组织作反复不间断地、有节律的轻柔缓和的回旋揉动。

止痛。用于经行乳房胀痛，月经不调。此茶适于月经前腹痛或胁肋乳房胀痛，月经先后无定期，经行量少，小腹疼痛，心烦易怒者饮用。

保养小贴士：

这类可以称为是忧虑型，主要表现为精神紧张、易激动或忧虑、失眠、血雌激素升高、黄体酮降低。此类患者常有多食奶制品与精制糖的饮食习惯，所以膳食应注意少饮奶和含钙高的食物。

🍂 肝肾阴虚

门诊有位钱女士，25岁，自月经来潮后1年开始出现经前两乳胀痛，腰膝酸软没力，同时伴有午后两颧发热，平时手心脚心容易出汗，只要一出现这种状况的时候便会觉得心里很烦躁，但是经期结束的时候，这种感觉又完全消失，反复半年有余，感觉很不舒服。曾经到医院做过妇科检查、妇科B超、肺部X线照片，并没有发现异常。中医主任指出这是因为肝肾阴虚导致诸证。肝肾的精血不足，乳房的脉络得不到足够的滋养，所以会出现经行或经后的乳房胀痛。

方1　**馨花杞肝片**

- **材料：** 素馨花6克，枸杞子10克，猪肝150克，葱、姜、调料适量。
- **制作：** 猪肝切片，用盐、醋、白糖、酱油拌匀；将洗净的素馨花、枸杞子放入锅中，加水3碗煎煮，取浓汁半碗，放入拌好的猪肝片，煮熟后，放

中医小妙招

健胸操

将腋下两旁肉轻轻推向胸前，将小腹的赘肉用力向胸部上推，顺着乳房四周由内而外打圈按摩，最后由下往上按摩至颈部。每日洗澡前后，做健胸操10分钟。

入葱、姜，调味即可使用。

🥣 **食用方法**：随中、晚餐食用。

🫖 **中医详解**：素馨花具有疏肝解郁，行气止痛的的作用，主要用于肝郁气滞引起的疼痛；枸杞子具有养肝，滋肾，润肺之功，具有提高人体非特异性免疫能力、抗肿瘤、延缓衰老、护肝保肝的作用；猪肝，是较好的补血佳品，有补肝养血，明目的作用。经前乳胀的女性可以食此药膳，就可以达到补肾柔肝，缓解乳房胀痛的目的。

经行头痛

每到经期或行经前后，就会出现头痛，这就是"经行头痛"。这个病主要是气血失调导致的。分为血虚、肝火和血瘀三种情况。

🍂 血虚

龚女士，25岁，逢月经来潮后期出现头部隐痛3年了，月经周期倒还正常，但每月经量比较少，月经颜色淡红，龚小姐除了月经期头痛外，还经常头晕，心慌，食欲不好，身体疲倦。她说是因为3年前月经期受风后诱发经行头痛。中医主任分析说，她平素身体比较虚弱，又感受风邪，身体更虚，加之脾胃虚弱消化吸收功能不好，不能将营养物质转化为血，月经来潮，血液下注到盆腔，身体血更少，脑得不到足够的滋养，因此导致头部隐痛。

血液中携带有丰富的营养物质，这些营养物质随着血液的运行为全身各器官和组织提供能量，如果血虚，头部血液供应不足，会产生头晕的症状；心脏供血不足，会产生心慌的症状；骨骼肌肉供血不足，会导致全身无力疲乏……血液是月经产生的基础，如果血虚，那么月经的源头不足，会表现为月经量少，加上经期失血，进一步加重了血虚的症状。

方1　天麻川芎炖乳鸽

- **材料**：天麻10克，川芎5克，乳鸽1只（约400克），红枣4个，调料适量。

- **制作**：乳鸽宰后洗净，切块，与天麻、川芎、红枣（去核）同入炖盅，加水2碗，炖盅加盖，隔水文火炖2小时，调味食用。

- **食用方法**：随三餐食用。

- **中医详解**：川芎善养血祛风，活血止痛；天麻平肝息风，凡肝风内动、头目眩晕之症，不论虚实，均为要药；乳鸽肉有滋补肝肾之作用，可以补气血；红枣有补中益气，养血安神的作用。

中医小妙招

桂圆干饮

选用材料桂圆干10克，白菊花10克，倒入开水冲泡，每日早晚可服用。桂圆干饮可清养肝血，适合于血虚型经行头痛。

肝火

有一朋友，月经来潮时的经色暗红，每次到经期就感觉头晕头痛，胸憋闷而痛，口干口苦总想喝凉水，心烦易怒，月经干净后以上不适随之消失。肝经的走向经过头部，月经来潮时气血相对较旺，如果情绪紧张或生气，容易引起肝气郁结，郁久化为肝火，肝火随旺盛的气血上冲到头部引起头痛。

方1　夏枯草菊花枸杞茶

- **材料**：夏枯草、贡菊花各15克，枸杞子10克，冰糖适量。

- **制作**：夏枯草、贡菊花、枸杞子与冰糖同入水杯，冲沸水浸泡15分钟，代茶频频饮用。

🥄 **食用方法：** 随时饮用。

🫖 **中医详解：** 贡菊花能散风清热，清肝明目，平肝阳；夏枯草清肝明目，又能疏通结气。此茶宜于月经前后头痛，乳房、乳头胀痛，烦躁易怒，精神抑郁的女性饮用。

中医小妙招

穴位贴敷

取白色的萝卜皮薄片，贴在两边的太阳穴上，每晚贴20分钟，可达速效，适用于肝火型经行头痛。

保养小贴士：

饮食中要注意少用含咖啡的饮料，少用盐，少用精制糖，多选用含镁多的食物和富含维生素A、维生素E、维生素B₆的豆类、花生仁、葵花籽、西瓜子等食物。避免铅的摄入。

🍃 **血瘀**

邱女士，42岁，月经初潮开始就月经血块比较多，5年前骑自行车路过球场，被球打中头部，当时晕厥片刻，清醒后觉得自己意识很清楚，当时没有介意，大约1个月后，月经前、经期头痛剧烈，就好像有把锥子在不停地刺着一样，月经来得也不是很顺畅，经色紫暗，有血块，经期腹痛难忍，拒按，伴有胸闷不舒。到医院检查，主任说是瘀血导致的。头部受过外伤，瘀血内阻，引起身体的气血运行失常，因为有瘀血的阻挡，血脉不通，因而引起头痛。

方1 川芎鱼头汤

🌿 **材料：** 鱼头1个，川芎10克，调料适量。

🍲 **制作：** 将洗净的川芎放入锅中，加水3碗，先煎20分钟，然后放入鱼头煮30分钟，调味，饮汤食鱼头。

🥣 **食用方法**：随三餐食用，隔日1次，连用3～7次。

🍵 **中医详解**：川芎有活血行气，祛风止痛的功效；鱼头营养高、口味好、富含人体必需的卵磷脂和不饱和脂肪酸。此汤对经前或经期头痛剧烈，经行量少不畅，腹痛拒按，经色紫暗、有血块的女性。

中医小妙招

腹部热敏灸

可用艾柱悬灸，在腹部的身体表面缓慢移动，寻找热敏点。当灸到热敏点时，患者会有热力渗透进体内，甚至延伸进经络的感觉，每次艾灸热敏点，以灸到热敏点没有感觉为好。热敏灸是一种流行的艾灸方式，可以运行气血，适用于血瘀型经行头痛。

经行口糜

"口糜"即我们平时说的口腔溃疡。每次月经来潮就会出现口腔溃疡，月经结束后就慢慢好转，每个月都反复发作的称为"经行口糜"。这个病发于口舌，总的来说都属于热证，但分为虚热和实热。具体介绍如下。

🍂 阴虚火旺

杜女士，33岁，平时血压偏低，月经周期一般提前4~5日，自去年7月份开始逢月经来潮嘴巴和舌头溃疡，疼痛，有时痛至头顶，近2个月有加重的趋势，伴月经来潮时心烦易怒，口干，睡眠不好，多梦。中医主任分析杜女士的情况是阴虚火旺所致。

阴虚体质的女性，或者思虑太多引起肾中的火隐隐欲动，或者热病之后体内的津液耗伤。在月经来潮时，阴血更加不足，阴不足了火就显得旺盛了，虚火影响心、胃，灼伤口舌，导致口腔溃疡。

方1 **沙参玉竹煲老鸭**

材料： 沙参20克、玉竹15克，老鸭250克，蜜枣1个，食盐适量。

制作： 老鸭切块，爆炒至微黄，加水8碗，放入洗净的沙参、玉竹、蜜枣煮2小时至鸭肉烂，调味食用。宜常服。

食用方法： 随三餐食用。

中医详解： 沙参善养肺胃之阴，具有良好的养阴之功；玉竹具有养阴润燥、除烦止渴的功效。适用于经前、经期头晕头痛、烦躁失眠、口舌糜烂，经期、经后午后发热，手脚心发热，咽干口燥，两颧潮红，腰腿酸软，经量少，色鲜红的女性。

中医小妙招

牛膝石斛饮

取牛膝15克，石斛15克，白糖适量，将牛膝、石斛洗净，用水煎煮10分钟，取汁，加糖，频频饮用。

保养小贴士：
有些妇女经行的口腔溃疡比较严重时常常因疼痛厉害影响食欲，可以吃些半流质食物，如粥、面等，减少对溃疡面的刺激，有利于创面的愈合。

胃热熏蒸

华女士，42岁，来门诊后自己说平时月经正常，23岁结婚，怀孕4次，生了1个男孩，3次流产。近来开始出现经期口腔黏膜及舌背右侧糜烂，舌头和口腔内部生出黄白色的溃疡点，圆形或者是椭圆形，很疼，已经发生大概1周，吃饭的时候，感觉口苦，家人说她口气很臭，尿黄浓，大便秘结。服用了抗生素、维生素都没有太大的效果。中医主任说她是胃热太重引起的。属于这种证型的女性平时喜欢吃辛辣的、味道重的食物，这些热气留在胃肠中，月经来潮，气血就将这些热气往上冲，熏蒸口舌而形成口腔溃疡。

方1 鲜芦根竹茹粥

材料： 鲜芦根50克，竹茹10克，粳米100克，蜜枣2个。

制作： 将鲜芦根洗净切成小段，与竹茹同煎去渣取汁，加入粳米、蜜枣同煮成粥，粥将熟时调味。

食用方法： 随三餐食用，分2~3次服用。

中医详解： 竹茹具有清热化痰，凉血的功效；鲜芦根有清热生津，除烦止呕之功，能清大热，芦根对清胃热有很好的作用。

中医小妙招

按摩内庭穴

　　内庭穴，在足背，第2趾与第3趾之间的凹陷处，按压有酸胀感。首先，用左手的大拇指指腹按住内庭穴1分钟，轻轻揉动，以穴位有酸胀感为宜，再换成右手大拇指，以同样的方法按摩内庭穴1分钟，总共2分钟即可。每日早晚7~9点各按摩一次。因为早上7~9点时胃经经气最盛，趁着起床这段时间，按摩内庭穴效果更好。晚上7~9点时，用热水泡脚的过程中，按摩内庭穴效果也非常好。按摩完这个穴位之后，同时再配合扳脚趾，反复将脚趾上下扳动，泻胃火的效果会更强。

保养小贴士：

1. 改变饮食习惯：少吃油炸食品、肥肉、奶油、甜食等。另外刺激性食物也应该尽量控制，如饮酒，葱、姜、蒜、辣椒、胡椒、香菜等食物都应该少吃。

2. 多吃水果和蔬菜：如苹果、梨、西红柿、西瓜、黄瓜、丝瓜、冬瓜、苦瓜等要多吃，但荔枝、橘子、榴莲等高糖的水果应该少吃。

经行情志异常

男性常会听到女性伴侣这么说："这几天我是特殊时期，别惹我，烦着呢。"大家都认为月经来潮那几天心情不好是正常的，其实不然，现在能够忍受是因为症状还不够明显，有很多患者苦恼于无法控制自己的情绪。这不是正常的，在月经期间莫名其妙的烦躁，容易发怒；或者情绪变得低落，总想哭泣，或者抑郁，喃喃自语，整晚睡不着，这些都属于"经行情志异常"。

肝气郁结

李女士，29岁，自几年前患了焦虑症，工作处事非常紧张，晚上睡觉不香，睡着了做梦，觉得很累，胃口不好，月经来潮3日前乳房胀痛，容易发脾气，月经量比较多，呈紫黯色。被中医诊断为肝气郁结。多数女性都属于这一类，因为心思细腻，很多事情不能释怀，或者因为遇到让自己不满的事而久久生闷气，耿耿于怀，导致肝的功能失常，肝气向上冲，在月经期间气血旺，同肝气一起上逆，遂导致情志异常。

方1 佛香梨

材料： 佛手15克，香附5克，雪梨2个。

制作： 将佛手、香附研磨备用；梨去皮，切开剜空，各放入一半药末，合上放碗内，蒸10分钟，即可食用。

中医小妙招

按揉太冲合谷穴

太冲穴也就是脚背大趾和第2趾结合的地方向后，在脚背最高点前的凹陷处。将食指拇指并拢，合谷穴就在手背后肌肉最高点。中医将这四肢的太冲、合谷穴称为"开四关"，用手指或者钝头的东西按压这四个穴位点，能调全身的气机。每日各穴位刺激3分钟，闷气、怒气就都出去了。

- **食用方法**：可在早餐、午餐后食用。
- **中医详解**：佛手有疏肝解郁、燥湿化痰的功效；香附可以理气解郁，调经止痛，主要用于气机阻滞所致的疼痛；雪梨具生津润燥、清热化痰的功效。适合伴有经前小腹胀痛、乳房胀痛的女性。

方2 茉莉花糖水

- **材料**：茉莉花10克，冰糖适量。
- **制作**：茉莉花放入锅中，加水3碗，煮沸10分钟，加入冰糖，煎至1碗，去渣频频饮用。
- **食用方法**：随时食用。
- **中医详解**：茉莉花能化湿和中，理气解郁，具有保健的功效，其特殊的香味和成分，对人体的内分泌系统有着神奇的调节效果。适合伴有食欲减退的女性。

保养小贴士：
宜补充维生素B$_6$，可配合镁制剂一起服用，能缓解经前焦虑。可选择菜花、胡萝卜、香蕉、三文鱼、鸡肉、黄豆、米麸、芥菜、扁豆、虾、芦笋等食物。

痰火上扰

苗小姐，24岁，来诊的时候，她母亲说1年前因为和男朋友吵闹，此后大吃大喝，慢慢体重增加，现体型肥胖，经常头部重痛，6个月来每次月经前7～10日就身体困倦，不想动，每日晨起痰多。中医认为这是因为痰湿作怪。

有的朋友本来就是痰湿体质，或者喜吃肥甘厚腻的食物，损伤脾胃功能，痰湿内生，痰郁蕴结体内，月经时偏盛的气血夹体内的痰火上扰，影响了精神，导致情志异常。

方1 淡竹叶酸枣仁汤

材料： 淡竹叶10克，石菖蒲10克，酸枣仁10克，猪排骨150克，生姜、精盐适量。

制作： 将猪排骨洗干净，切开两半，备用；淡竹叶、石菖蒲、酸枣仁共放锅中，加水6碗，煎煮20分钟，去渣取汁，用药汁煮猪排骨40分钟，调味食用。

食用方法： 随三餐食用。

中医详解： 淡竹叶具有清热除烦，利尿的功效；酸枣仁能滋养心肝，安神，酸枣仁生用、炒用均可，炒的时间过长会破坏有效成分，可取酸枣仁微炒片刻研末，家庭可用擀面杖研磨；石菖蒲芳香开散。本药膳既能除痰利心窍，又能化湿以和中。

中医小妙招

按摩丰隆、阴陵泉穴

用左手的大拇指指腹按住丰隆穴10分钟，轻轻揉动，以穴位有酸胀感为宜，再换成右手大拇指，丰隆穴和阴陵泉穴这两个穴位每日一起揉揉，每日10分钟，要均匀、慢慢地，相当于服了身体自带的化痰汤。

保养小贴士：

因为体内激素水平的变化，约60%的女性在经前1周会存在某些睡眠问题，身体会利用色氨酸来产生一种化学复合胺，从而有效提高睡眠质量。推荐食用火鸡肉、兔肉、山核桃等食物。

生殖器官恶性肿瘤

　　生殖器官肿瘤可发生于女性生殖器的各个部位，但以子宫、宫颈和卵巢的肿瘤最常见。我国古代医学文献中即对肿瘤有所认识。在我国第一部医书《黄帝内经》中已有较详细的记载。公元1711年《卫济宝书》第一次提到癌字，其症状之描述与恶性肿瘤病状相似，明代《医学正传》更详细地描述了乳癌的症状，同时提出病因及治疗。综合历代文献所载，可以看出"病瘕、积聚"等都是属于肿瘤范畴。在不断继承和发展了中医药的今天，运用中医辅助治疗癌症取得了可喜的成果。

　　很多患癌症的女性认为自己因此就与美丽无缘了，其实并非如此，虽然疾病和治疗会对气血的生成和运行造成影响，从而使人的面色产生变化，但是如果注意调理，使气血充足，运行正常，加上放宽心态，您一定能恢复华彩。

　　中医药辅助治疗癌症有其独特优势，即"祛邪不伤正"，提高了部分患者的生存质量和生存率，在与癌症的斗争中，中医药显示了不可忽视的作用。中医药在系统治疗癌症的同时，也注意饮食的调摄与禁忌、情志的调理和劳逸结合等，都是有益无害的。

早期

　　各种恶性肿瘤的早期症状：肿瘤局限在一个地方并未扩散。

　　外阴肿瘤主要为不易治愈的外阴瘙痒和各种不同形态的肿物，如结节状、菜花状、溃疡状。

　　宫颈癌早期表现为阴道出血，接触性出血，常发生在性生活后。老年患者绝经后不规则阴道出血，阴道排液增多，白色或血性，稀薄如水样或米泔状，或有腥臭味道。

子宫肉瘤早期症状不明显，最常见的为不规则阴道出血，可有大量脓性分泌物排出，内含组织碎片，味臭。

子宫内膜癌早期无明显症状，仅在普查或因其他原因检查时偶然发现，一旦出现症状则多表现为阴道出血，如月经量增多、经期延长、月经中期阴道不规则出血，或绝经后阴道出血等。

卵巢恶性肿瘤早期常无症状，仅因其他原因做妇科检查偶然发现。一旦出现症状常表现为腹胀、腹部肿块及腹水等。

完全性葡萄胎早期的典型临床表现为停经后阴道出血，腹痛，子宫异常增大，妊娠呕吐比正常妊娠为早，持续时间长，且症状严重，可能合并有高血压、水肿、蛋白尿等妊娠高血压疾病，或贫血与感染。侵蚀性葡萄胎除上述表现外，还有早期转移征象，易发生肺、阴道、脑、肝转移。

初期邪气盛而正气虚损的不明显，常见气滞、血瘀、痰湿、热毒等证型，可用中药扶正、减毒、增效来治疗肿瘤。

李女士，35岁，3日前性生活后出现阴道出血，起初并未注意，后反复多次出现，到医院检查诊断为宫颈癌。原来李女士多年来阴道分泌物量多，色黄，时有异味，下腹及腰部时有疼痛，胸闷不舒服，经常喜欢叹气。主任专家分析这位女士是因为多年气机不畅，湿热瘀毒蕴结身体，损伤正气，引起该病。患者在接受宫颈癌规范治疗的同时，给予疏肝行气，清热解毒，化瘀利湿的中医药治疗，持续食疗辅助，不适症状明显好转。

方1 苦参鸡蛋

- **材料：** 苦参30克，鸡蛋2枚，红糖30克。
- **制作：** 将洗净的苦参放入锅中，加水3碗，浓煎取汁，放入打散的鸡蛋和红糖，煮熟即可食蛋饮汤。

🥣 **食用方法：** 随三餐食用。每日1次，6日为一个疗程。

🍵 **中医详解：** 苦参清热燥湿，祛风杀虫，现代药理研究显示有抗肿瘤、增加白细胞和安定的作用；鸡蛋味甘，性平，归肺、脾、胃经，鸡蛋中的蛋白质对肝脏组织损伤有修复作用，蛋黄中的卵磷脂可促进肝细胞的再生，还可提高人体血浆蛋白量，增强肌体的代谢功能和免疫功能，根据对全世界人类癌症死亡率进行的分析，人们发现癌症的死亡率与硒的摄入量成反比，而鸡蛋含有丰富的硒元素，可以预防癌症。此良方还可用于外阴溃疡的预防和治疗。

方2 桃树根猪瘦肉汤

📋 **材料：** 桃树根60克，猪瘦肉120克，生姜3片。

🍲 **制作：** 桃树根洗净，稍浸泡。猪瘦肉洗净，切块。所有材料与生姜一起放进瓦煲内，加入清水8碗，武火煮沸后改文火煮1小时，调入适量食盐便可，饮汤食肉。

🥣 **食用方法：** 此品宜于晚上睡前服，破血力强，孕妇忌服。

🍵 **中医详解：** 本膳方有行血、破血、消癥瘕的作用。民间常用以治疗妇女生殖系统肿瘤。桃树根功能破血通经，常用于治疗经闭、癥瘕等症；与猪肉同用，既能破血通瘀，还兼益血养阴。

方3 白花蛇舌草茶

📋 **材料：** 白花蛇舌草30克，莪术10克，党参30克，白术15克，蔗糖适量。

🍲 **制作：** 将洗净的白花蛇舌草、莪术、党参、白术等药放入锅中，加水5碗，煮沸后改中火煎煮30分钟，去渣，兑入蔗糖冲服。

🥣 **食用方法：** 每日1剂，连服15~20剂为一疗程。

🍵 **中医详解：** 本药膳方中的莪术能消积散结、破血祛瘀、行气止痛，现代药理研究显示其对宫颈癌等多种癌细胞有很好的抑制作用，此外，莪术还有增加白细胞的作用，对肝脏也有保护作用；白花蛇舌草对肿瘤细胞有较好的杀伤作用；党参功擅补中益气；白术为健脾要药，适合于脾胃虚弱诸症。本药膳能扶正补虚，攻伐力不致太过，早期肿瘤患者可适用此方辅助消瘤，亦适用于放化疗后白细胞低的患者及肿瘤所致的血小板升高患者的辅助治疗。

方4 海螵蛸乌骨鸡汤

材料： 海螵蛸30克，乌骨鸡250克，葱白30克，盐、油适量。

制作： 先将乌骨鸡切块与海螵蛸放入锅中，加水6碗，煮1.5小时至鸡烂熟，加入葱白、盐、油，煮15分钟即可。饮汤食肉。

食用方法： 随三餐食用。

中医详解： 乌骨鸡肉是营养丰富的优质蛋白，在妇科中自古以来就有药用价值；海螵蛸止血敛疮。可用于改善妇科肿瘤带下赤白臭秽的辅助治疗。

中医小妙招

利湿解毒外浴方

取大黄30克，鱼腥草30克，柴胡15克，白花蛇舌草30克，放入锅中，加水3 000毫升，武火煮沸后改中火，煎煮20分钟，取药汁沐浴，每日1次，每次10~15分钟。外浴方可清热解毒，祛除湿热，兼行气除烦。

保养小贴士：

1. 尽可能摄取能对康复起帮助作用的食物，如木耳、菠菜、西兰花、菌蘑等。许多绿色蔬菜都能起到生血、补充维生素、增强免疫力的功效。

2. 禁食烧烤、煎炸等致癌致突变食物，如高温油炸类、烧烤类、腊熏类、腌制类食品。

🍂 晚期

晚期肿瘤患者特别是手术后比较虚弱，这时如能及时地服用中药辅助治疗和药膳调养，可以补气养血，固本扶正，提高机体免疫力，增强机体抗病能力，服用具有抗癌活性的中药又可以抑制和杀灭癌细胞。如能坚持服用，对于降低复发率有一定的作用。

魏女士，56岁，绝经十余年，近3个月来出现阴道不规则出血，量时多时少，色红，有块，血块出来后腹痛减轻，带下量多，有红有白，味臭，最近腹部容易胀。魏女士感觉身体不太对劲，抽时间到医院妇科做了检查，B超检查发现腹部包块，进一步检查诊断为输卵管恶性肿瘤晚期，魏女士心想这次完了，恐怕活在世上时日不多了，自己孩子刚出来参加工作，还没成家，如果自己先走了，心不甘啊。主任专家知道魏女士的心事，给予安慰和鼓励，手术前后用中药、食疗结合调理身体，至今仍健在。

因肿瘤患者手术部位及手术方式的不同、肿瘤的病理类型不同、病程的阶段不同、患者个体体质的不同，手术后可出现不同的症状，进补时可对症调养，以促进身体的康复。

方1 黄芪虫草汤

- **材料：** 黄芪10克，冬虫夏草5条，海参1只，生姜3片，精盐适量。
- **制作：** 将洗净的黄芪、海参、冬虫夏草、生姜一起放入炖盅内，加水2碗，炖1.5小时至海参软烂，加盐调味，饮汤或佐膳。
- **食用方法：** 随早餐食用。
- **中医详解：** 黄芪有益元气、壮脾胃、敛疮生肌、活血生血的作用，黄芪含有微量元素硒，这是一种人体必需的元素，能对抗各类致癌的重金属如镉、汞、甲基汞等。另外，黄芪能保护细胞免受损害，有效提升抗癌能力，根据临床实验，黄芪对干预癌细胞增殖有很显著的效果，促进伤口愈合；冬虫夏草功能补肺益肾，临床上使用冬虫夏草辅助治疗恶性肿瘤，效果理想。本汤品具有补中益气，滋阴生血的作用，能从根本上调节人体各器官的生理功能，使人精力旺盛。适应患者术后气血虚弱，伤口难愈者。

方2 莲子枸杞子饭

- **材料**：莲子30克，枸杞子15克，大米150克，生姜丝。
- **制作**：将洗净的莲子、枸杞子、生姜丝与大米一起放入瓦锅中，加水适量，烧成米饭。
- **食用方法**：随三餐食用。
- **中医详解**：莲子善补五脏不足，通利十二经脉气血，使气血畅而不腐，莲子所含氧化黄心树宁碱对癌症有一定的抑制作用，莲子中央绿色的芯，称莲子心，含有莲心碱、异莲心碱等多种生物碱，有清热泻火之功能，还有显著的强心作用，能扩张外周血管，降低血压。可以治疗口舌生疮，并有助于睡眠；枸杞子味甘，性平，入肝、肾经，具有补气强精，滋补肝肾，抗衰老，暖身体，抗肿瘤的作用，还能提高机体免疫力，能兴奋大脑神经、兴奋呼吸、促进胃肠蠕动等作用。适应肿瘤患者术后气血虚弱、夜眠不佳、心悸多汗的辅助治疗。

方3 薏苡仁鱼片粥

- **材料**：炒薏苡仁30克，青鱼150克，生姜5片，大米150克。
- **制作**：将洗净的炒薏苡仁、大米放入锅中，加水6碗，煮粥，再加入鱼片，用少量姜丝、葱丝、味精、盐调味，煮开即成。
- **食用方法**：随三餐食用。

🍵 **中医详解**：薏苡仁是一种抗癌的有效药物，初步鉴定，它对癌症抑制率可达35%以上；鱼肉含有较高的优质蛋白，而且易于消化吸收。因此此粥补中益气，健脾和胃。适应患者术后体虚者的辅助治疗。

🌰 放疗后的进补

因肿瘤患者放疗过程受电离辐射的作用，肿瘤患者常出现类似热邪伤阴耗气的症状，如口干咽燥、进食乏味、舌质红绛、舌苔光剥、脉弦细数等，在饮食进补时应注意多吃滋润清淡、生津增液之品，以减少放疗的副反应。

方1 山药扁豆粥

🥣 **材料**：山药30克，白扁豆30克，大米150克，调味料适量。

🍲 **制作**：将洗净的山药、白扁豆、大米一起放入锅中，加水6碗，煮粥，盐油调味食之。

🥣 **食用方法**：随三餐食用。

🍵 **中医详解**：山药能够健脾益胃、助消化，有利于脾胃消化吸收功能，是一味平补脾胃的药食两用之品；扁豆是健脾化湿药，能健脾和胃，适用于脾胃虚弱、便溏腹泻、体倦乏力等病症。这款粥能够健脾和胃、消食和中。适应患者放疗中或放疗后食欲不振、纳少乏味之症的辅助治疗。

方2 二参麦冬饮

🥣 **材料**：太子参30克，玄参15克，麦冬15克。

🍲 **制作**：将洗净的太子参、玄参、麦冬放入锅中，加水5碗，煎煮30分钟，去渣留汁，分多次频频内服。

🍵 **食用方法**：随时饮用。

🍵 **中医详解**：太子参能够补益脾肺，益气生津；玄参滋阴的同时能够清泻虚火；麦冬甘寒清润，善清心肺之热而养阴除烦，兼可清润胃肠而止渴润燥。本饮能滋补养阴，益气凉血。适应患者放疗后口舌干燥，咽喉不适，舌红苔少之症的辅助治疗。

🍂 化疗后的进补

因化疗药物除对肿瘤细胞的杀伤作用之外，同时亦会损伤到部分正常组织细胞，出现一系列不良反应，如对胃肠黏膜细胞的影响引起恶心、呕吐、食欲减退、抑制骨髓造血细胞引起白细胞、血小板的下降等。在饮食进补时应注意多吃增加食欲及消化功能的药物，促进骨髓细胞生长、提高免疫功能食品以减少化疗的毒副反应。

方1 益气消食饮

🥄 **材料**：党参30克，白术12克，陈皮10克，炒麦芽30克，鸡内金10克。

🍲 **制作**：将洗净的以上各味药物一起放入锅中，加水6碗，煎煮40分钟，分2次服食。

🍵 **食用方法**：随时饮用。

🍵 **中医详解**：党参性平，味甘，归脾、肺经，能补中益气，健脾益肺，有增强抵抗力及兴奋神经系统的作用，党参补气兼能养血，所以气血两虚，气短心悸，疲倦乏力，面色苍白，头昏眼花，胃口不好，大便稀软，容易感冒的人，也宜服用党参；白术补脾益胃，燥湿和中，治脾胃气弱，不思饮食；陈皮健脾理气，恢复脾胃正常功能；麦芽、鸡内金二者合用有很好的消食、助消化的作用。适合于化疗后的患者出现食欲减退、胃脘胀闷等症的辅助治疗。

方2 大枣元肉粥

- **材料**：大枣10枚，桂圆肉15克，赤小豆30克，大米150克，调味料适量。

- **制作**：将洗净的大枣、桂圆肉、赤小豆、大米同放入锅中，加水8碗，煮粥，调味，分2次服用。

- **食用方法**：随三餐食用。

- **中医详解**：大枣有补脾、益气、养血的功效，尤其适合肿瘤病人经放疗或化疗后引起白细胞减少者；桂圆肉味甘、温、平，能补心脾，益气血，健脾胃，养肌肉，桂圆含有多种营养物质，能健脑益智，补养心脾，对病后需要调养及体质虚弱的人有辅助疗效；赤小豆性善下行，能清热祛湿，消肿解毒，清心除烦，补血安神。此药膳可以健脾益胃、补血升白。适应患者化疗后白细胞下降之症的辅助治疗。

方3 桑葚子南芪粥

- **材料**：桑葚子30克，南芪30克，糯米60克，调味量适量。

- **制作**：将洗净的桑葚子、南芪、糯米放入锅中，加水8碗，煮粥，调味服食。

- **食用方法**：随三餐食用。每日服食2~3次。

- **中医详解**：桑葚子补益肝肾，滋阴养血，清肝明目，对乌发有特效，能改善睡眠，提高人体免疫力，延缓衰

中医小妙招

练习24式太极拳

　　可以按照国际标准24式太极拳的标准普及套路练习，最好于清晨每日练习1次，长期坚持太极拳的练习可舒筋活络、益气养血，有助于扶助正气、抵御邪气。

老，美容养颜，桑葚子富含蛋白质，多种人体必需的氨基酸，易被人体吸收的果糖和多种维生素及铁、钙、锌等矿物元素，硒等微量元素及胡萝卜素、纤维素等，具有较好的防癌作用；南芪又称五指毛桃、五指牛奶、五指香、土黄芪、五爪龙，甘，微温，具有健脾化湿，行气化痰，舒筋活络的作用，常用于脾虚浮肿，腰腿疼，病后盗汗，白带量多等不适。本粥适应患者化疗后红细胞及血色素减少之症辅助治疗。

PART 7

只要会调理，
好"孕"自然来

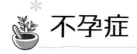

不孕症

　　不孕症，就是结婚后夫妻同居有正常性生活，没有避孕1年以上未怀孕；或者曾经生育过，后来没有避孕又1年以上未怀孕的。

　　"孩子就是全世界，孩子就是人间的春天"，一首歌曾经这样唱道。我国是一个有着悠久历史，多以家庭组合式为一体的传统国家，大部分国人的传统观念认为没有孩子的家庭就不够完整，这让很多患有不孕症的女性因而背上沉重的精神负担，而老年人祈盼能早日见到第三代的心切，更加加重女性不孕患者的压力，许多不孕女性因而出现了焦虑的情绪。为了尽快能达到生育的目的，有些不孕的女性就想尽办法，四处奔波，并盲目地治疗。其实治不孕，除了纠正疾病本身的缺陷（如生殖道畸形、不排卵、输卵管阻塞等），身体素质也很重要，只有针对肾虚，血虚，肝郁，痰湿，血瘀的不同体质把身体调理好了，才能容易怀孕，生出个聪明漂亮的宝宝。

肾虚

　　王小姐，28岁，结婚3年还没有怀孕，月经周期40~50日来潮一次，月经量少，平时总觉得腰酸怕冷，白带量较多，质清稀，小便清长。到专科医院检查提示卵巢功能减退、排卵障碍。王小姐非常担心生不了孩子，整天忧心忡忡。在中医的指导下，服用温肾暖宫的中药，配合药膳调理，半年后不舒服的表现明显缓解，终于怀孕了，生了健康活泼的小宝宝，给全家带来了欢乐融融的气氛。

　　肾主生殖，对于人体的生长发育及繁衍后代起着重要的作用。再细分一下，肾虚分为肾阴虚和肾阳虚两种。

肾阴虚：月经提前来潮，月经量少，颜色深红，没有血块，或者月经没有太大改变，但形体消瘦，腰膝酸软，头晕眼花，耳聋耳鸣，舌质偏红，苔少，脉沉细。

肾阳虚：月经来潮时间延后，月经量少，颜色浅淡，甚至闭经，脸色晦暗，腰膝冷痛，小便次数多，质清色淡，大便烂，舌质淡，苔白，脉沉细或者沉迟。

方1 黄芪羊肉汤（肾阳虚）

材料： 黄芪30克，羊肉250克，胡萝卜250克，酱油、姜、葱、蒜等调味料适量。

制作： 把羊肉切成小块，胡萝卜切成菱角形状。炒勺放植物油，旺火烧至油见烟时，放入羊肉块，炒约5分钟，肉变成金黄色时捞出，备用；黄芪放入锅中，加入清水5碗，煮沸后改中火煮30分钟，去渣留汁备用；把炒锅放在微火上，倒入炒好的羊肉块，放入黄芪汁、酱油、葱、姜、蒜、花椒、八角、料酒、白糖，煨至肉烂，再放入胡萝卜块，一起煨10分钟，倒入汤盘即成。佐餐食用。

食用方法： 随三餐食用。

中医详解： 羊肉是适宜于冬季进补及补阳的佳品，是一种滋补强壮药；黄芪是补气要药，现代研究证明其还可增强精子活力。适合肾阳虚见宫寒不孕、腰背怕冷、健忘失眠、精神不振、未老先衰的女性，丈夫亦可同食。

方2 壮阳羊肉汤（肾阳虚）

材料： 菟丝子30克，羊肉200克，黄酒、盐、味精、葱白等适量。

制作： 将羊肉整块下锅，用沸水煮透，捞入凉水内，洗净血水，控干水分，切成长方条，备用。将锅置火上，放入羊肉、姜片热炒，烹入黄酒炝锅，然后倒入大锅内，同时把菟丝子用纱布包好，放入锅内，加清汤、盐、味精、葱白，置武火上煮沸，去浮沫，改用文火炖2小时，待羊肉炖至熟烂，挑出姜、葱白，调味，分装10份即成。

🥣 **食用方法**：每日1次，每次1份，晨起空腹食用，冬令尤宜多吃。

🍵 **中医详解**：羊肉具有温补脾胃、补肾助阳、壮力气、补血脉的作用；菟丝子可补肝肾，益精髓，坚筋骨，益气力，可用于腰膝酸痛等症。此汤温阳力强，适于婚久不孕，月经后期，量少，色淡或闭经，少腹冷坠，面色晦暗无华，腰酸肢冷，小便清长或夜尿频多，性欲淡漠的女性。

方3 滋养鹌鹑汤（肾阴虚）

✎ **材料**：肉苁蓉10克，当归5克，鹌鹑2只。

🍲 **制作**：鹌鹑宰后洗净，与肉苁蓉、当归一起放入炖盅中，加水2碗，隔水炖2小时，调味，分2次食用。

🥣 **食用方法**：随三餐食用。

🍵 **中医详解**：鹌鹑肉含有丰富的蛋白质和维生素，是极好的营养补品，有动物"人参"之称；肉苁蓉含有大量的氨基酸、维生素、矿物质、无机物和微量元素钾、钠、钙、锌、锰、铜等，能补肾阳、益精血，对人体下脑垂体、性腺、胸腺等部位的老化均有明显的延缓作用，可有效地预防、治疗女子月经不调、闭经、不孕等病；当归作为妇科要药，具有补血活血、调经止痛、润燥滑肠的作用，主治血虚诸证、月经不调、经闭、痛经等疾病。本汤适合于女性不孕伴腰膝酸软，口干咽燥，心烦不宁，手心潮热，睡眠多梦，月经失调者。

方4 枸杞子猪肉丁（肾阴虚）

材料： 枸杞子15克，猪肉250克，番茄酱50克，调料适量。

制作： 猪肉洗净后切成小丁，用刀背拍松，加酒、盐、湿淀粉拌和，腌制15分钟后，滚上干淀粉，用六七成热的油略炸后捞出，再加火待油热后复炸并捞出，油沸再炸至酥盛起。枸杞子烘干，磨成浆，调入番茄酱、糖、白醋成酸甜卤汁倒入余油中炒浓后投入肉丁拌匀即可食用。

食用方法： 随三餐食用。

中医详解： 枸杞子具有滋补肝肾的功效，亦为扶正固本、生精补髓之良药，可用于肝肾虚损之不孕，现代研究证明枸杞子在增强性功能方面具有独特的作用，因此对于性功能减弱的人来说，多食枸杞子或其制品是非常有益的。适于婚后不孕，月经前期或后期，经色红无血块，量少或闭经，头晕眼花，五心烦热，舌红，脉细者食用。男子常服也可改善精子质量。

中医小妙招

陈艾悬灸气海

用陈艾悬灸气海（脐下1.5寸），关元（脐下3寸）和足三里（小腿外侧，犊鼻下3寸），每日20分钟。并于月经第12日，用2寸的艾柱，放进灸盒内，点燃后放在神阙穴（肚脐），每日20分钟，连灸7日。此法有助于温经通络，温阳助孕，适于肾阳虚女性。

保养小贴士：

1. 性生活要有节制，过频的性生活也容易导致肾虚；禁止酒后性生活，醉酒状态下性生活可引发性功能障碍，同时也影响精子质量。

2. 暂时未有生育要求时，尽量做好避孕措施，减少流产次数，人工流产次数过多容易肾虚，引起不孕、自然流产的概率增高。

🍂 血虚

李女士，32岁，婚后8年未避孕未孕，夫妻同居。平时体虚多病，形体消瘦，面色萎黄，常感到头晕眼花，心慌，胃口不好，大便烂，月经经常延后，量少，色淡。中医诊其气血亏虚，经补气养血治疗后，不久就怀孕，生下健康一子。

女人以血为根本，摄精育胎全靠血液为补养，李女士平时血虚不足兼有脾胃虚弱，所以影响怀孕育子。经补气养血，血充足了自然容易怀孕。

方1 二胶补血羹

- **材料**：鹿角胶6克，阿胶6克，白木耳30克，冰糖15克。

- **制作**：将白木耳用温水泡发洗净，放砂锅内，加水5碗，用文火煎熬，待白木耳熟透，加入鹿角胶、阿胶和冰糖溶化，和匀熬透。

中医小妙招

用黄芪15克，大枣3个，桂圆肉10克，泡水，每日代茶饮用。经常服用可补益气血，气旺血行，使冲任得以充养。

- **食用方法**：每日2勺，分次服食。随三餐食用。

- **中医详解**：鹿角胶能温补肝肾，益精血，用于肾虚，精血不足，宫寒不孕；白木耳，又名银耳，被人们誉为"菌中之冠"，既是名贵的营养滋补佳品，又是扶正强壮之补药，具有强精补肾、补气和血之功；阿胶为补血止血、滋养润燥之良药，长期服用阿胶，可营养皮肤，使肌肤光洁滑润并具弹性。适合于婚后不孕，月经后期，量少色淡或闭经，头晕眼花，心慌，肌肤不润，面色无华或萎黄的女性。

保养小贴士：

1. 补血的常用食品：大枣、黑豆、动物的肝脏、牛肉、红皮花生、黄鳝等，均有不同程度的补血作用。

2. 平素月经过多的患者，除了及时就诊查明原因积极治疗外，也可于经后服用补养气血之品，以防日久贫血造成血虚。

3. 其他助孕食品：富含锌的食物如豆类、花生、小米、牡蛎、牛肉、鸡肝等；富含精氨酸的食物如鳝鱼、海参、墨鱼、章鱼、木松鱼、芝麻、花生、核桃等。

肝郁

周女士，29岁，婚后四年没有怀上小孩，近两年来，下腹的左侧隐隐作痛，经前乳房胀痛，月经能按期来潮，量中等，但经色暗红，有血块，舌偏黯，苔薄白，脉弦。子宫输卵管造影：双侧输卵管积水。中医辨证为肝郁。乳房为肝经的起始部，下腹两侧也是肝经所过之处，肝经气机郁结，则相应部位感觉不适。中医给予疏肝解郁、养血理脾的中药调理。周女士也遵循医生的建议，服用有针对性药膳，半年后便怀孕了，足月顺利分娩一健康男婴。

方1 香附粥

材料： 香附10克，粳米100克。

制作： 将洗净的香附放入锅中，加水2碗，煮30分钟，去渣取汁；在药汁中加入洗净的粳米，再加水3碗，同煮为粥，调味。

食用方法： 随三餐食用。

中医小妙招

茉莉花糖饮

配方：茉莉花5克，白糖10克。制法：把茉莉花、白糖放入茶杯，用沸水冲泡15～30分钟。食用方法：口渴即饮，当茶喝。此茶功效：舒肝解郁。

● **中医详解**：香附的作用能疏肝解郁、调经止痛。适合于婚后多年不孕，经前乳胀，精神抑郁，心烦易怒，月经时而提前，时而延后，经行有血块的女性。

> **保养小贴士：**
> 平素应保持乐观积极的心态，勿过分紧张和着急，以防心理因素导致的不孕。

痰湿

孙女士，28岁，婚后3年未避孕未能怀孕。既往月经周期正常，4年前曾患甲状腺功能亢进症，随后出现月经不调，经中西药治疗后甲亢症状基本缓解，但月经仍不正常，到医院妇科检查发现子宫发育偏小。孙女士经常有憋气感，面部觉得很热，喉中有痰，带下量多，黏稠，月经推后。中医专家分析，孙女士是因为痰和热相互交结在一起，损伤了肾气，阻碍了经脉，这种类型多发生在比较胖的女性中。中医认为"肥人多痰"，脂肪过多堆积是"痰湿"引起的，痰湿阻塞气机，闭塞脉道，引起精子和卵子不能通行相遇成受精卵而不孕。

方1 陈皮茯苓粥

● **材料**：陈皮、茯苓、远志各10克，小米150克，精盐适量。

● **制作**：将洗净的陈皮、茯苓、远志三味药材放入锅中，加水3碗，煎煮30分钟，去渣取汁，放入小米同煮为粥，调味即成。

● **食用方法**：作早晚餐食用。

● **中医详解**：陈皮养脾健脾；茯苓具有利水渗湿、益脾和胃、宁心安神之作用；远志能安神益智；小米有良好的健脾除湿、和胃补虚的作用。此粥适于婚久不孕，带下量多、色黄质稠、有臭气或伴阴痒，舌苔厚腻，脉濡或滑者服。

方2　海带薏苡仁蛋汤

- **材料：** 炒薏苡仁30克，海带50克，鸡蛋1个，调味料适量。

- **制作：** 海带洗净切成条与洗净的炒薏苡仁一起共放入高压锅内，加水6碗，焖煮至极烂后备用；锅置旺火上，放油将打匀的鸡蛋炒熟，将炒熟的鸡蛋再放入海带、薏苡仁汤中，加盐、胡椒粉、味精适量调味即成。

- **食用方法：** 随三餐食用。

- **中医详解：** 炒薏苡仁有健脾去湿、利水消肿、清热排脓等作用；海带能软坚散结、消痰利水。此汤适合多年不孕而见肥胖多痰，胸脘闷胀，四肢疲倦乏力，月经不调，带下量多，色白如涕等症的女性饮用。

中医小妙招

刮痧疗法

1. 胸腹刮痧：胸腹皮肤搽上润滑油，用刮痧板从上向下刮拭中府穴（位于胸前外上方平第1肋间隙，前正中线旁开6寸）至上脘穴（位于人体的上腹部，前正中线上，当脐中上5寸）至下脘穴（位于腹正中线脐上2寸）至关元穴（在脐中下3寸腹中线上）刮痧。

2. 下肢刮痧：下肢皮肤搽上润滑油，用刮痧板从下肢足三里穴、丰隆穴（外踝尖上8寸，条口穴外1寸，胫骨前嵴外2横指处）至阴陵泉穴（位于小腿内侧，胫骨内侧下缘与胫骨内侧缘之间的凹陷中，在胫骨后缘与腓肠肌之间，比目鱼肌起点上）至三阴交穴（用度骨同身寸的方法在内踝尖上直上3寸，自己的手指，4指幅宽，按压有一骨头为胫骨，此穴位于胫骨后缘靠近骨边凹陷处）刮痧。刮至皮肤微微潮红即可。

保养小贴士：

保持合适的体重。体重过轻，脂肪过少，雌激素水平不足，可影响受孕能力。高脂肪食物使体重上升，也会造成女性经期紊乱，排卵不良。最好将体重控制在标准体重正负10%的范围之内。

🍃 血瘀

王女士，32岁，婚后夫妻同居7年，未避孕但一直没有怀孕，平时月经期延后，月经色暗，有血块，行经前下腹疼痛，用手压着更痛，面色暗滞，舌暗，脉弦涩。中医认为这是瘀血阻滞，脉道不通，不通则痛，对于这种情况就要用活血化瘀的方法调理，只要淤积的血块化了，脉道通了，就容易受孕。

方1 归参红花粥

- **材料：** 当归、川红花各5克，糯米150克，调味料适量。

- **制作：** 将当归、川红花两味药材放入瓦锅中，加水2碗，煎煮30分钟，去渣留汁，加入洗净的糯米煮粥服食。

- **食用方法：** 每日1剂，分2次服。随三餐食用。

- **中医详解：** 当归能补血、活血、调经；红花也是妇科常用药，有活血通经、散瘀止痛之作用。此粥以当归养血活血，红花行血，既除瘀，又不伤血。此粥适于婚久不孕，月经后期，经量少或多、色紫暗、有血块，经行不畅，经行腹痛拒按的

中医小妙招

益母草茶饮

材料：益母草30克，无花果1个，黑糖1茶匙。

做法：将益母草、无花果放入锅中，加水2碗，用中火煮沸15分钟，下黑糖拌匀。于月经前3~4日开始早晚各服用1次，温热服用，直到生理期结束即可。

女性食用。

保养小贴士：

1. 如果月经量比较多，在经期就不要食用本药膳，准备
   怀孕时则停止食用。因为当归、红花都是活血化瘀的
   药，以防怀孕未知时仍服用，易导致流产。

2. 经期避免房事，以免引起盆腔感染导致不孕。

多囊卵巢综合征

多囊卵巢综合征的主要症状为闭经、不育、多毛和肥胖，并伴有高雄激素血症和排卵障碍。目前认为其病理生理机制为月经调节机制失常，以致发生月经稀发、闭经、不孕、多毛和肥胖，伴双侧卵巢多囊性增大等。

多囊卵巢综合征对女性的危害有哪些?

第一是不孕，往往卵巢无排卵，一般不容易自然怀孕，是女性不孕症的常见原因之一，对于想要做妈妈的女性是一种沉重的打击。

第二是闭经，多囊卵巢综合征患者中，闭经的女性朋友大约占1/3，不仅会影响日后的生育，也对女性的身体健康是一种伤害。

第三是影响美观，多囊卵巢综合征患者的高雄激素血症是这个病症的又一个重要特征。会引起患者身体的雄性激素水平增高，出现多毛（长胡须、阴毛过多）、痤疮过多等。这些情况可能会对妇女的外貌造成不良影响。对于爱美的女性朋友是一种很大的折磨。

第四是增加其他疾病的发病率，此类患者高血压发病率比正常女性高8倍，糖尿病发病率高6倍，子宫内膜癌与乳腺癌发病率高2倍。

第五容易引发妊娠并发症，多囊卵巢综合征患者一旦妊娠，妊娠高血压综合征和妊娠糖尿病的风险会明显增加。

祖国医学中虽无多囊卵巢综合征的病名，但根据临床表现可散见于中医妇科学中的"月经后期""月经过少""闭经""不孕"等病中。中医妇科学认为，月经的产生是脏腑、气血、经络作用于子宫的生理现象，当脏腑、气血、经络的功能失调，破坏了身体的阴阳平衡，就会出现月经失调、闭经、不孕、肥胖等症。

肾虚

韩小姐，28岁，闭经8个月。近4年来月经经常延后，需要服用激素药物治疗，月经才会来潮，月经来潮量少，激素药物一停，月经又不来了。韩小姐觉得最近3个多月自己的体型肥胖了，过去瓜子型的美人脸庞，现在变圆了，一称体重比原来增重了5公斤多，还经常腰酸背痛，头晕不适。韩小姐吓坏了，赶紧到医院检查，医生说她患了多囊卵巢综合征，辨证为肾虚证，建议她抓紧治疗，并推荐如下饮食配合治疗，韩小姐坚持调理，不久就怀孕了。

方1 鳖甲炖白鸽

材料：鳖甲50克，白鸽1只，适量调味料。

制作：将白鸽去毛、清除内脏，洗净；鳖甲打碎，放入白鸽腹内，共放炖盅内，加水3碗。炖2小时，调味服食。

食用方法：随三餐食用。隔日1次，每月连服5～6次。

中医详解：鳖甲有滋阴潜阳、软坚散结作用；白鸽是高级滋补营养品，肉质细嫩味美，为血肉品之首，能调心、养血、补气，具有消除疲劳，增进食欲的功效。适合于月经推后、量少、色淡、质稀，渐致闭经，不孕，伴头晕耳鸣，腰膝酸软，怕冷，手足心热，形体肥胖，多毛的女性食用。

中医小妙招

沐足

用40℃水并倒入白酒20毫升，生姜若干片，泡脚可以刺激脚底穴位，补虚、补阳。

🌱 肝经郁热

肖女士，35岁，婚后7年未孕，到医院检查诊断为多囊卵巢综合征，她的月经经常延后，量少，质比较稠，色红。平时脾气比较暴躁，很容易发脾气，月经来前尤其明显，乳房胀痛，大便干，小便色黄。中医说她这是肝经郁热。肝藏血，能够疏泄气和血的运行，主管血海。而女子以血为本，形成月经的主要物质也是血，血充足，气机通畅，肝血充盈，则月经正常。肝气郁结，郁久化热，血行不畅而为瘀血，阻碍了血液运行，影响月经，难以怀孕。

方1 郁金茶

- 🌿 **材料**：郁金10g，绿茶10g。
- 🍵 **制作**：将郁金、绿茶置入茶具中，加入沸水浸泡30秒后倒去沸水，再倒入第二轮沸水，浸泡，代茶饮。
- 🍜 **食用方法**：随时饮用。
- 🍵 **中医详解**：郁金性寒清热，既可行气解郁，又能行血凉血；绿茶可平肝息风、清热解毒。此药膳对于闭经，月经质稀、量少或先后无定期，崩漏，婚久不孕，毛发浓密，面部痤疮，经前乳房、胸胁胀痛，口干喜冷饮，大便秘结的女性饮用最佳。

中医小妙招

刺激肝经

刮肝经可以消除肝脏内的火气。方法：用掌根从大腿根部推至膝盖处，也可握拳后，用四指的第2个关节向下推，每次推100下。如果觉得疼痛受不了，或者怕划伤皮肤，也可涂一些肥皂或者其他具有润滑作用的油脂。

痰湿阻滞

胡小姐，20岁，闭经6个月，经检查诊断为多囊卵巢综合征，持续注射黄体酮8个月，用药期间月经按期来潮，量极少，月经色像豆子汁一样，而且混有大量像白带一样的水液。形体肥胖，四肢疲倦乏力，胸闷，恶心，喉中总觉得有痰，大便烂。中医妇科专家分析，这是痰湿阻滞了子宫导致的。

脾胃的消化吸收功能障碍，进入身体的水湿停留在身体内难以代谢，时间久了浓缩成痰，阻碍脉络，影响血液的运行，从而导致了月经的停闭。

方1 扁豆薏苡仁山楂粥

🌿 **材料**：薏苡仁30克，炒扁豆15克，山楂15克，红糖适量。

🍲 **制作**：将洗净的薏苡仁、炒扁豆、山楂一起放入锅中，加水4碗，煮成粥食，加入红糖调匀。

🍚 **食用方法**：每日1次，每月连服7～8日。随三餐食用。

🍵 **中医详解**：薏苡仁为常用的利水渗湿药；扁豆健脾，营养成分相当丰富，但不可生食或炒不熟食，可发生中毒；山楂有消食化积、行气散瘀之作用。同煮粥食，宜于月经量少，经行延后甚至闭经，婚久不孕，带下量多，胸闷恶心，四肢倦怠，形体肥胖，多毛，大便不成形的女性。

中医小妙招

摩腹疗法

以肚脐为中心，由内向外顺时针方向用全掌摩腹约3分钟。注意，要将腹部的脂肪层推动起来，直到局部有温热感。可在腹部涂少量按摩膏或其他介质。

保养小贴士：

少吃肥肉、各种家禽及家畜皮、奶油、人工奶油、全脂奶、油炸食物、中西式糕饼等含饱和脂肪酸与氢化脂肪酸食品。进行适量的体育锻炼。

🍃 气滞血瘀

　　翁女士，31岁，结婚5年未孕，月经周期延后，月经量少，色暗红有血块，行经时小肚子感觉到很胀痛，胀比痛更难受，腰胀痛，经前乳房胀痛。妇科医生检查，诊断为多囊卵巢综合征。中医说这位女士因气滞血瘀导致该疾病。

　　气能够推动和统摄血的运行，如果气本身运行不畅，就会影响到血的运行从而形成瘀血堵塞脉络，导致月经不能正常的来潮，这就是气滞血瘀的致病机理。

方1 川芎鸡蛋汤

- **材料：** 川芎8克，鸡蛋2个，红糖少量。

- **制作：** 将川芎、带壳的鸡蛋放入锅中，加水3碗同煮，鸡蛋熟后去壳再煮20分钟，弃去川芎，加红糖调味即成，吃蛋饮汤。

- **食用方法：** 随三餐食用。每日1~2次，7日为一个疗程。

- **中医详解：** 川芎有行气开郁、活血止痛的效果，多用于气血瘀滞、月经

中医小妙招

药浴

　　将桑叶30克，桑寄生50克，桂枝20克，徐长卿100克，放入锅中，加水2 500毫升，武火煮沸后改文火煎煮20分钟，把药水倒进泡浴用的木桶里，加入适量的热水到桶的3/4处。等水温调到40~50℃后，再拿来泡浴。

不调、经闭、痛经等症；鸡蛋是扶助正气的常用食品。此药膳适合月经延后，量少不畅，月经血颜色较黯，夹杂有血块，经行腹痛拒按，婚后不孕，精神抑郁，月经前乳房胀痛的女性。

保养小贴士：

对于体型肥胖的妇女，建议多进行户外运动，最好每日坚持健走30分钟，并注意调节情绪，每日多喝开水，少喝饮料或甜品。

PART 8

身心同调，
顺利度过更年期

　　每个健康的女性都有两个卵巢，对女性的生育和内分泌功能起着重要的调节作用。卵巢通过排卵、分泌雌性激素来维持女性的特征。女性从41岁开始步入更年期，卵巢功能逐渐减退，月经不正常，到了"七七"49岁左右，月经绝止，绝经后性器官慢慢萎缩，直到60岁后步入老年期。中医指出女子"七七天癸竭，地道不通，故形坏而无子。"这句话的意思是说女性在"七七"49岁左右因生殖内分泌失调，激素逐渐减少而使月经不再来潮也不会再怀孕，这是女性一生中必经而重要的过程。在这个过程中，因为内分泌的变化，可能会引起身体出现一系列不适感觉，如潮热汗出、失眠、心烦易怒等，随着这种衰退的加剧或者加深，加之外界种种刺激的影响，使阴阳失于平衡，脏腑的气血不相协调，因而出现了一系列症状。而这些都是因为肾气渐渐衰弱减少引起的，并且可以累及心、肝、脾。

　　进入更年期以后，应当注意从饮食营养方面出发来调理自己的饮食结构，缓解不适的症状。调节更年期综合征可以从下面几方面着手：

　　1. 心理方面：更年期的女性可以多读书，多看些杂志，多参加集体的文体娱乐活动，转移注意力，潜移默化。家人应给予更年期女性充分的理解和关怀，体贴她们的生活，消除她们的紧张情绪，让她们能乐观、顺利地度过这一个时期。

　　2. 饮食方面：加强饮食调理，多食豆制品、新鲜蔬菜和水果，少食糖类和脂肪，尤其是动物脂肪。

　　3. 运动方面：坚持锻炼身体，可以选择比较舒缓的运动，比如太极拳、太极剑，也可以慢跑，运动前先稍稍活动活动关节，防止突然运动扭伤。

　　应当做到饮食有节：有俗语说"早餐宜好，中餐宜饱，晚餐宜少"是很有道理的。人们经过一夜的休息，上午精力较充沛，工作效率高，需要的营养也多。中午应当吃饱，经过一上午的工作操劳，消耗的体力和能量需要午餐来补充，并为下午储备能量。故午餐量要足够，但不应当暴饮暴食。晚餐吃得过多过饱会引起饮食停滞、消化不良，中医所谓的"胃不和则卧不安"，就是指消化不良容易影响睡眠质量。而且夜间人不需要太多的热量，能量过剩会使脂肪堆积而造成肥胖，有碍身体的健康。

摄入的食物品种要全面，有利于营养物质的吸收和互补。更年期女性更应当好好爱自己，在条件允许的情况下，饮食质量应当好一些。主食粗细搭配，蛋白质类食品以鱼虾、豆类最为理想，摄取足够的蔬菜水果既可以降低血脂、减肥，又可以提高免疫力、防止便秘。

控制能量预防肥胖：更年期的女性因为激素的改变而容易发生肥胖，而肥胖会导致脂肪代谢的异常，增加心血管疾病的发生，所以更年期一定要控制饮食，特别是要控制太过油腻的食物和糖类的摄入。

低脂饮食格外重要：更年期女性的饮食要清淡，忌油腻。这是因为更年期雌激素水平下降，容易发生高胆固醇血症，促使动脉硬化的发生。应当选择植物油，如菜籽油、葵花籽油，吃些玉米面及蔬菜、水果、瘦肉、鱼类等少胆固醇食物，多吃大豆制品，如豆腐、豆腐脑、豆浆、豆腐干，因为它们是很好的植物性蛋白。近些年，有报道指出，完全用大豆蛋白代替动物蛋白，可以使血胆固醇含量显著降低。而许多植物纤维食品，如豆芽、萝卜、芋头、海藻、叶菜类、土豆、黄瓜、青椒及苹果、橘子等，有助于消化液分泌，增加胃肠蠕动，促进胆固醇的排泄。另外，洋葱、大蒜有良好降脂的作用。木耳、香菇能补气强身，益气。近年来报道香菇可降血脂、促进维生素的吸收；鲜枣、酸枣、猕猴桃、山楂、刺梨等富含维生素C，可以缓解高胆固醇血症，促进铁的吸收。

限制精盐，增加钙铁：更年期女性由于内分泌的改变，比较容易出现水肿、血压高。所以，每日精盐的摄入量尽量控制在4克。更年期的女性体内雌激素水平降低，骨的合成代谢下降，很容易发生骨质疏松。而且女性每日摄入1 000毫克的钙，可以使血压下降还能维持神经和肌肉的兴奋性。更年期女性受到体内激素变化的影响，情绪不稳定，如果体内的钙不足，更会加重情绪波动，增加精神痛苦。因此，更年期女性要经常食用含钙丰富的食品，如乳类及乳制品、虾皮、海带、豆芽、豆制品、骨头汤、芝麻等，钙每日的供给量不应该少于1 000毫克。更年期的女性月经往往不规则，经期错乱，经量有多有少，如果失血过多，会导致贫血，应该多吃含铁丰富的食物，比如猪肝、豆类、菠菜、番茄、水果等。

补充B族维生素：更年期女性有时会出现精神、神经方面的症状，比如情绪波动、颜面潮红等现象，可吃一些桑葚、莲子、红枣等宁心安神的食品。富含B族维生素的食物有猪肝、猪瘦肉、粗粮、米糠、麦麸等。因此，平时不要只吃精米细面，粗细粮要搭配。

补充优质蛋白质：最好选择生理价值高的动物性蛋白质，如牛奶、鸡蛋、动物内脏和瘦的牛、羊、猪肉等，因为这些食物不仅含有人体所必需的氨基酸，还含有维生素A、维生素B等。特别是猪肝，含有丰富的铁及维生素A、维生素B、叶酸等，是治疗贫血的重要食物。

多吃新鲜的水果和蔬菜，如苹果、梨、香蕉、橘子、山楂、鲜枣、菠菜、油菜、甘蓝、西红柿、胡萝卜等，不仅可以提供大量的维生素和矿物质，而且可以促进胃肠的蠕动，缩短食物在肠内停留时间，从而可以减少胆固醇的吸收，还能防止便秘，对预防肠道肿瘤的发生也有一定的作用。

尽量不吃刺激性食物：如各种烈酒、可可、咖啡、浓茶及各种辛辣调味品，以保护神经系统。并且应当戒烟。

饮食宜清淡：食欲较差不宜食用油腻食物时，可以用红枣、龙眼加红糖，做成红枣桂圆汤，或用红枣、赤小豆、糯米做成红枣小豆粥，也可以用红枣、莲子、糯米煮粥食用，都可以收到健脾、益气、补血的功效。

预防更年期的失眠症：积极预防更年期失眠症可以选择一些有助于睡眠的食物，比如牛奶、小米粥、苹果、大枣、莲子、龙眼、百合等。

以上是更年期女性整体的调理方法，不同的人在更年期会出现不同的不适，或者某种不适格外的明显，下面就说说各种症状如何来调理。

让人烦恼的"潮热汗出"

　　潮热汗出是更年期特征性症状，现代医学认为是内分泌和自主神经功能障碍使血管舒张和收缩功能障碍所致。中医认为本病多是阴虚内热，虚阳上亢所致，容易在烦恼、生气、紧张、兴奋、激动等情绪波动的时候发生，发作比较突然，会感觉有一股热气从胸部向颈部、脸部上冲，然后就会出现局部发红、出汗，有些女性在出汗之后觉得比较冷。每次发作一般持续几秒到几分钟不等，有的几日发作一次，有的一日发作几次，严重的会影响到工作、学习、睡眠和身心健康。

　　潮热汗出的女性宜食清凉、养阴生津类蔬菜水果，如西瓜、梨、芦柑、橙、苹果、柿子、丝瓜、百合、西红柿、鲜藕、银耳、莲子、甲鱼等，忌食辛辣刺激、动风之品。水果质润，富含汁液，多具有补虚、养阴生津、除烦、消食开胃等功能，现代研究认为，水果中的营养成分主要有维生素、无机盐、有机酸、糖等。经常适量食用水果可以滋阴降火，生津止渴，补虚扶正，增强人体抵抗力。

❀ 阴虚火旺

　　黄女士，52岁，绝经2年，近来脸上时不时会潮热，脸红，汗出，口干，手足心感觉发热，特别是午后，这种情况更严重。这是因为肾阴不足，阴精亏虚，阴不维阳，虚阳上越，所以出现头面感觉到很热、出汗等。中医认为这种情况应该滋阴潜阳。

　　更年期的女性，常有肾阴虚表现，年过四十，阴气自半，随着年龄的增大，精血损耗，阴液损伤，造成阴阳的失衡，阴少了，阳就相对多了，而出现虚热的症状。

方1 西洋参炖水鸭

- **材料**：西洋参6克，水鸭120克，生姜2片，精盐适量。

- **制作**：将水鸭去毛宰好切块，与西洋参片、生姜一起放入炖盅内，加水2碗，隔水炖两个小时，调味即可食用。

- **食用方法**：随三餐食用。

- **中医详解**：这款汤品能够益气养阴，清解虚热。西洋参能够补阴清火，养阴生津；水鸭有补中益气、消食和胃、利水消肿及解毒的作用；生姜温热而不燥，不仅可以中和前两味的凉性，还能够去除鸭子的水腥味。

中医小妙招

自我按摩腰部

方法：两手掌对搓至手心发热后，分别放至腰部，上下按摩，有热感为止，早晚各1次，每次约200下。

保养小贴士：
酒精和尼古丁的刺激，会造成血压和精神方面的异常变化，故更年期女性不宜饮酒、吸烟，咖啡、茶等也应少饮。

阴阳两虚

葛女士，48岁，停经5个月，经常头晕心悸，入夜后潮热，晚上辗转不眠，睡着后容易惊醒，醒后汗就停止了，但会感觉到身上很冷。平时有腰酸神疲乏力的感觉，胃口不好，大便溏。中医指出是阴阳失调引起的表现。

　　不管阴虚或者是阳虚，任何一种虚损，随着病情的发展，都会影响到相对的一方，从而导致双方共同虚损。

方1 鸭肉海参汤

🥄 **材料：** 鸭肉250克，海参50克，精盐、味精各适量。

🍲 **制作：** 将鸭肉切片，海参水发后切薄片，共放入锅中，加水8碗煮2小时，汤成入盐、味精即成。食肉饮汤。

🥢 **食用方法：** 随三餐食用。

🍵 **中医详解：** 鸭肉性凉，有滋阴清热、利水消肿的作用；海参能够补肾壮阳，又能益气滋阴、通肠润燥。适宜于肾阴阳两虚的更年期综合征女性、伴见眩晕耳鸣、腰酸乏力、小便尤其是夜尿增多等症状。

中医小妙招

简易体操

　　第一步，两足平行，足距同肩宽，目视正前方，两臂自然下垂，两掌贴于裤缝，手指自然张开。足跟提起，连续呼吸9次。

　　第二步，足跟落地，吸气，慢慢曲膝下蹲，两手背逐渐转前，虎口对脚踝；手接近地面时，稍用力抓成拳(有抓物之意)，吸足气。

　　第三步，憋气，身体逐渐起立，两手下垂，逐渐握紧拳头。

　　第四步，呼气，身体立正，两臂外拧，拳心向前，两肘从两侧挤压软肋，同时身体和脚跟部用力上提，并提肛，呼吸。

保养小贴士：
当更年期潮热出汗出现时应注意稳定情绪，可采用放松和沉思方式，想象自己处于一凉快的地方，也可以喝一杯凉水等，对于缓解潮热亦有作用。

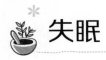

失眠

吃点什么睡得更好

　　绝经期的女性失眠是比较多见的，不少人为失眠而痛苦。而充足有效的睡眠对绝经期女性的身体健康来说显得十分重要。"女人的健康是睡出来的"，充足的睡眠、均衡的饮食和适当的运动是国际公认的三项健康标准。人的一生有1/3的时间是在睡眠中度过的。在睡眠过程中，全身包括神经系统都能够得到恢复和休息。睡眠具有很多功能，包括恢复注意力、促进生长以及巩固记忆和缓解紧张情绪等，对于女性来说，还有一个重要的内容就是美容。

　　晚上10点到次日凌晨2点，这段时间的睡眠被称为"美容觉"。这段时间是新陈代谢进行最多的时间，也是调整身体内部最好的时间，所以一定要珍惜。拜伦说过："早睡早起最能使美丽的脸鲜艳，并降低胭脂的价钱。"而熬夜是最能毁容的，因为彻夜不眠将影响细胞再生的速度，导致肌肤老化，这种恐怖的后果会直接反应在女士们的脸庞上。因此女士们如想保持自己脸部皮肤好，务必养成在午夜12点前入睡的习惯。

　　女性本身生理结构特殊，加上现代快节奏高压力学习、生活和工作，容易造成精神紧张和思虑过度，而处于绝经期的女性更容易受到影响。失眠之后，随之而来的是精神萎靡不振、面色晦暗无光，身体各大系统功能紊乱，人体的免疫力也会跟着下降。感冒、胃肠感染、过敏等都会找上身来。不规律的睡眠及过大的压力，会影响内分泌代谢，造成皮肤水分流失，容易导致皱纹出现、皮肤暗淡、长痤疮、黑眼圈加重等。

　　中医的养生讲"三分调，七分养"，是指人体脏腑失调的时候，虽然用特别的食品、保健品或药物进行调养，能够起到一定的作用，但是还有七分是要通过在日常睡眠、饮食、情志、运动等诸方面养成良好习惯，使人体尽快恢复平衡并保持平衡。如果您想脏腑平衡、身心安康，就必须顺应天地自然的规律，"饮食有节，起居有常，不妄劳作"，做到"和于阴阳，调于四时"，而能"终其天年，度百岁乃去"。

战国时名医文挚对齐威王说："我的养生之道把睡眠放在头等位置，人和动物只有睡眠才能生长，睡眠帮助脾胃消化食物。所以睡眠是养生的第一大补，人一个晚上不睡觉，其损失一百天也难以恢复。"清代医家李渔曾指出："养生之诀，当以睡眠居先。睡能还精，睡能养气，睡能健脾益胃，睡能坚骨强筋。"老百姓常讲："药补不如食补，食补不如觉补。"人要顺应自然的规律，跟着太阳走，即天醒我醒，天睡我睡，养成早睡早起的生活习惯，不要跟太阳对着干。

引起失眠的原因多种多样，但其根本在于物质身体得失衡。为了保证良好的睡眠，睡前需要做到"五不"：

1. 不过饱：中医讲"胃不和则寝不安"，因为晚上人要休息，脾胃也需要休息，晚餐吃的过饱会加重脾胃的负担，扰动脾胃的阳气，从而影响睡眠。因此，晚餐宜吃七八分饱，并且尽量清淡，以顾护脾胃清阳之气。现代医学认为，入睡后，胃的蠕动减弱，过多的食物残留在胃中，容易引起腹痛腹胀，甚至恶心呕吐，从而影响睡眠质量。

2. 不过动：睡前不宜剧烈运动而扰动阳气，包括睡前看电视、说话聊天等扰动心阳的活动。而且电视、音响等电器本身的辐射会干扰人体的自律神经。因此，睡前半小时不宜做剧烈运动、看电视、聊天等。

3. 不过思：脾主思，多思伤脾，且多思易扰动心神。思、动为阳，静、眠为阴。因此，睡前宜静养心神，做到"先睡心后睡眼"，助阳入阴以利于睡眠。思虑过多大脑一直处于兴奋状态而不容易入睡。

4. 不过点：晚上11点后胆经开阳气动，人容易精神而睡不着，且极易耗散肝胆之气，引动外邪侵入体内。因此最好在晚上9点、最晚不要超过晚上10点半睡觉。

5. 不受风：风为百病之始，无孔不入。如果晚上睡觉开窗、开空调等，就会吹散卫护体表的阳气，吹散以后阳气再生，再生以后又被风吹散，这样一夜过去就会使人的阳气受损，第二天反而更加疲惫。因此睡前应关门窗和空调，以保护体表的阳气。

中医认为，失眠总属阳盛阴衰，阴阳失交。一为阴虚不能纳阳，一为阳盛不得入于阴。其病位主要在心，与肝脾肾密切相关。多分为肝火扰心、心脾两虚、心肾不交、心胆气虚这几种证型。下面就分析下这些证型会出现的症状，看看您属于哪一种，选一款适合您的药膳方法。

肝火扰心

宗女士，49岁，长期定居于加拿大，最近开始觉得自己长期居住外国对国内的父母照顾不足，愧对父母，经常自责、内疚，一段时间后她入睡越来越困难，睡着后还会不停做梦。脾气也变得烦躁，容易流泪，乳房胀痛，总觉得口干口苦。中医指出这是情绪抑郁，思绪过多引起肝火扰心所致。

肝火扰心多因情志不遂，肝气郁结不舒化火所致。处于更年期的女性，心事较多，所想所愿不遂，易肝气郁结，会出现乳房胀痛，喜欢叹息等症状，郁结久了就易化火上扰心神，形成失眠。而绝经期女性多阴虚，阴虚更助火旺。

方1 **百合拌蜂蜜**

材料：生百合30克，蜂蜜适量。

制作：将百合洗净蒸熟，与蜂蜜拌后，临睡前适量服之。

- 🍵 **食用方法**：睡眠质量不好的妇女，可在晚上8~9点时食用（血糖增高的妇女不适宜吃蜂蜜，可加精盐适量，调味服食）。
- 🍵 **中医详解**：百合为一种清补食品，具有清心除烦、养阴安神之功；与蜂蜜拌和蒸熟嚼食，味美甜润，对减轻或改善更年期患者的失眠烦躁等大有裨益。

方2 合欢甘麦大枣粥

- ⚗️ **材料**：合欢皮10克，红枣3枚，炙甘草5克，浮小麦30克，粳米50克。
- 🍲 **制作**：将合欢皮、炙甘草洗净放入锅中，加水3碗，煎煮30分钟，去渣留汁，放入红枣、粳米、浮小麦，再加水5碗，同煮为粥，调味空腹食用。
- 🍵 **食用方法**：随三餐食用。

中医小妙招

杞菊饮

每日取枸杞子、菊花各10克，坚持泡水饮用。对养肝阴和修复肝细胞是很有益的，重在坚持。

- 🍵 **中医详解**：合欢皮善解肝郁，为悦心安神的要药，能使五脏安和，心志欢悦，现代药理研究显示，合欢皮能延长睡眠时间，有增强免疫功能及抗肿瘤作用；炙甘草缓急养心，补脾和胃；浮小麦可以养心、除烦、安神，对于妇女烦躁不安有较好的效果，可以提高老年女性的血液中性激素的水平，使人产生愉悦的情绪。药膳处方合用，共奏宁心安神、解郁除烦之效。

保养小贴士：

尽量不吃辛辣刺激的食物，如酒、可可、咖啡、浓茶以及各种辛辣调味品如葱、姜、蒜、辣椒、胡椒粉等，以固护阴液使肝火不亢。

🍂 心脾两虚

有一位更年期女性，睡眠浅，容易做梦，梦中惊醒后觉得心脏突突地跳，久久不能平复，面色越来越差，皮肤没有光泽，用了很多保养品也没有改善。平时和家人说话声音低，有气无力，食量比以前少多了，没有食欲，大便也不成形，稍不注意就容易拉肚子。中医分析是心脾两虚证。

心脾两虚证，是心血不足，脾气虚弱共同存在所表现的证候。多是由于病久失调，或劳倦思虑，或慢性出血导致的。中医认为人体的血都是依靠脾运化饮食物成精微物质，在心化赤变为血，慢性病或者思虑过多损伤脾气，脾气损伤了，血就产生不足了，或统摄不了血，血溢脉外，均可导致心血亏虚。心血不足，心失所养就会导致心跳加快；心神不宁，故失眠梦多；肌肤缺少血的濡养，所以面色萎黄没有光泽。

方1 黑木耳红枣粥

- **材料：** 红枣20枚，黑木耳15克，粳米100克，精盐适量。
- **制作：** 黑木耳水发后撕成小块，红枣沸水泡后去核切丁，备用；先将黑木耳块与洗净的粳米一起放入锅中，加水6碗，煎熬成粥，调入枣丁，再煮15分钟即，放入精盐调味，即可食用。
- **食用方法：** 经常佐餐食用。
- **中医详解：** 黑木耳具有补气、凉血止血、利五脏、宽胃肠之功，对绝经期月经过多，淋漓不止尤为适宜；红枣有补中益气，养血安神，缓和药性的功能，是一种药效缓和的强壮剂。粳米有补中益气、生精益髓之功；黑木耳与红枣相配，意在气血双补，加用粳米和滋阴补虚的冰糖煮粥服食，使其补力倍增，除能改善上述诸症外还能延缓衰老，防治疾病。

方2　桂圆酸枣仁粥

材料： 桂圆肉25克，粳米150克，炒酸枣仁15克，生姜3片，调味料适量。

制作： 将酸枣仁洗净放入锅中，加水3碗，水煎20分钟，去渣取汁；再放入桂圆肉、粳米、生姜共煮成粥，调味食用。

食用方法： 随三餐食用。

中医详解： 酸枣仁能养心阴，益肝血而安神，现代药理研究显示酸枣仁有镇静催眠及抗心律失常的作用；桂圆肉能补心脾、益气血、安神，尤其适于因思虑过多，劳伤心脾所导致的各种症状。二者合用，可以养血宁心安神。

方3　八宝养心粥

材料： 西洋参10克，桂圆肉15克，莲子15粒，糯米150克，精盐适量。

制作： 先将莲子用清水浸泡15分钟；西洋参切片与糯米、桂圆肉、莲子一起放入砂锅，加水8碗，煮沸后改用文火熬煮成粥，调味食用，分2~3次服。

食用方法： 随三餐食用。

中医详解： 莲子可补脾益气，有清心醒脾、养心安神的作用，现代药理研究认为莲子中的生物碱一类的物质可以防癌抗癌、降压、强心安神；西洋参有养阴益气，清热生津的作用；桂圆肉可以补心安神、养血益脾；糯米益气养血，具有补中益气、暖脾胃的作用。

方4　参归炖猪心

材料： 猪心1个，高丽参5克，当归5克，生姜5片，精盐适量。

制作： 高丽参蒸软，切薄片；当归稍浸泡；猪心切开1小口，清水

洗净。把高丽参、当归装入猪心内，
用牙签扎好，连生姜一起放进炖盅
内，加冷开水3碗，隔水炖约3小时，
进饮时方调入少许精盐。

🥢 **食用方法**：随三餐食用。

🍵 **中医详解**：当归能补血养血，活血调
经，是女性养生的圣品；猪心养血安
神，对惊悸、自汗、失眠有一定的食
疗作用；高丽参具有大补元气、生津

中医小妙招

艾灸

　　选心俞穴（在背部，
第5胸椎棘突下，旁开1.5
寸）、太冲穴（位于足背
侧，第1、2跖骨结合部之
前凹陷处）进行艾条灸，
每穴灸3～5分钟，至皮肤
红晕为度。

安神的作用，可以提高人体的免疫力，防癌抗癌，调节女性内分
泌。因此三者共为一汤有很好的益气生血的作用，成汤补心益气，
适宜失眠多梦者食用。

🍃 心肾不交

　　刘女士，失眠多年，每逢晚上快睡着的时候就觉得身体和面颈部发
热，一会又出汗，待身体凉了盖上被子，又被热醒，反复几次就再也睡不
着，心慌心跳，最近记忆力也变差了。她形体比较消瘦，脸色特别是颧骨
处比较红，皮肤看上去干干的，皱纹比较多，手足心总是感觉比较热，虽
然年龄才46岁，但人显得很苍老，中医分析属于心肾不交证。

　　心肾不交，是肾水与心火既济失调所引起的不适表现。心属火，肾
属水，心火必须下降于肾，肾水必须上济于心，这样，心肾之间的生理
功能才能协调。如果心火不能下降于肾，肾水不能上济于心就称为心肾
不交。

方1 女贞炖甲鱼

材料：女贞子15克，甲鱼500克，姜、葱、精盐、料酒各适量。

制作：将甲鱼宰后去内脏洗净，再将洗净的女贞子放入甲鱼腹中，一起放入砂锅，加清水8碗及上述调料，大火煮沸后改用小火煨炖至甲鱼肉熟，取出女贞子，加少许味精即成。吃甲鱼肉，饮汤。

食用方法：随三餐食用。

中医详解：女贞子有补肝肾、益精血、坚筋骨、抗衰老的作用，是滋阴补肾、调养身体的佳果；甲鱼有滋阴作用。适合于出现手足心热，烦热不安，头昏腰酸、月经紊乱不止，烘热汗出、舌苔光剥者。

方2 阿胶鸡子黄汤

材料：阿胶10克，生龟板15克，鸡子黄1枚（生用）。

制作：洗净生龟板，放入锅中，加水4碗，煮至2碗，入阿胶溶化，再放入鸡子黄搅匀，调味温服。

食用方法：晚上临睡前服用。

中医详解：阿胶为血肉有情之品，甘平质润，能补血、养阴以滋肾水；生龟板有滋阴潜阳、补肾健骨、养血补心和止血的作用。如何挑选龟板呢？对光视之，透明，洁净如琥珀，质坚硬为好。适合手足心热、大便干结的女性。

中医小妙招

敷足疗法

取朱砂少许，加糨糊适量调匀，置于伤湿止痛膏上，贴敷于脚心涌泉穴上，包扎固定，每晚1次。具有交通心肾，镇静安神的作用。涌泉穴位于足底前部凹陷处第2、3趾趾缝纹头端与足跟连线的前三分之一处，为全身腧穴的最下部，乃是肾经的首穴。在这里贴敷涌泉穴就是为了激发肾水上济于心，将心火下引至肾，从而达到心肾相交的目的。

保养小贴士：

1. 不要用酒精助眠，特别是下午和晚上，酒精并不能帮助睡眠，反而会耗阴助湿。
2. 少食辛辣的食物，以免耗散阴液。

🍃 心胆气虚

曾女士，自诉很怕突然的声音，尤其是晚上，一点声响都会吓到她，心脏突突地跳，睡觉时要把门窗关的很严密，还是很难避免被细小的声音吓醒。平时总是很难回忆起家里的东西放在哪里。她的舌质淡嫩，脉弦细。医学专家说她是心胆气虚，心气与胆气不足，就会容易心虚而心神不安，胆虚就会容易受惊感到害怕。这样的女性就要从心胆论治，益气镇惊，安定神智。服用益气镇惊、安神定志的中药加合欢龙骨大枣粥半年后，明显好转，人也开朗多了。

方1 夜交藤大枣龙骨粥

- **材料：** 煅龙骨30克，夜交藤15克，红枣10枚，糯米100克。
- **制作：** 将煅龙骨放入锅中加水8碗，先煎半小时，然后加入夜交藤共煎30分钟，去渣取汁，以药汁煮糯米、红枣为粥，睡前服食。
- **食用方法：** 随三餐食用。
- **中医详解：** 夜交藤是何首乌的藤茎，何首乌则是这种植物的块根，中医认为，夜交藤有很好的安神养血的功效；龙骨为重镇安神的常用药，对失眠，心神不宁，容易受到惊吓，健忘多梦有很好的疗效。

保养小贴士：

1. 可在睡前洗个热水澡或用热水泡泡脚，体质偏寒的人可以煮点生姜泡泡艾草桑叶，关节不好的可以放点红花油伸筋草等，泡至身上微微汗出，使自己放松。

2. 睡前不要看过于刺激的电视和书刊，减少对大脑的刺激。

中医小妙招

自我按摩

　　第一招按内关：找内关穴要手掌向上，在我们手腕内侧腕横纹上两寸，两筋之间。按的时候可用大拇指的指尖，向下由轻到重，反复按压50下。

　　第二招拨神门：找神门穴也要手掌朝上，在手腕腕横纹内侧尽头凹陷处，点拨这个地方有酸沉感。点拨神门可以刺激尺神经，减慢心率。可与按压内关穴结合，每次5分钟。

　　第三招按摩前胸：先用两手掌根推胸前部和心前区，从上到下，推20遍。也可以先推一侧，再推另一侧，最后用右手大鱼际顺时针揉按膻中穴（胸前两个乳头之间）。这个方法可起到宽胸理气、温通心阳的作用。

更年期抑郁

吃出好心情，远离抑郁烦恼

　　更年期抑郁症是出现在更年期的一种常见精神障碍，主要表现为持续性感觉心情低落、思维迟钝、健忘、月经变化以及睡眠障碍、眩晕、乏力等。有些女性因为人际关系（特别是情感问题），家庭因素，经济因素或工作的困扰等诸多压力，情绪无法获得有效的疏解，又缺乏适当的情绪调节与良好的社会支持，会将情绪状态延伸为一种病态，以至于心情与行为都受到影响。

　　哪些原因容易导致抑郁症呢？

　　1. 女性进入更年期卵巢功能衰退，绝经后雌激素分泌锐减，在内分泌失调的情况下容易出现烦躁、易激动、潮热等更年期综合征的症状，有时当众发作，令患者焦急不安、心情不悦，若不能及时调整心态，正确对待，反复下去就易产生抑郁症。

　　2. 绝经后女性由于体内性激素的减少，致性欲减退甚至无性要求，给夫妻共享二人世界带来了极大不便，若丈夫不理解妻子，双方原先亲密无间的关系就会出现裂痕，增加妻子的心理负担，长期下去也会导致抑郁症的产生。

　　3. 更年期女性多临近退休或受到下岗的威胁，使患者心理存在多种顾虑。有的在单位是领导，是业务骨干，退休后就觉得无事可干，由此而产生孤独感，进而产生忧郁；下岗职工心理压力更大，下岗后经济收入似乎难以保障，社会地位将有所改变，这些因素每时每刻都困扰着她们，使她们由危机感逐渐产生抑郁症。

4. 有些女性进入更年期后，不能主动参加社会活动，享受生活乐趣，而是整天闭门自思、闷闷不乐，久而久之便产生精神忧郁。

5. 不能适应新的生活环境变化，如迁居离开久居的老地方，到陌生的新环境随儿女的家庭一起生活或丧偶独自生活等。

那对于刚进入更年期的女性要怎样预防抑郁症呢?

1. 处事平和，忌急躁：更年期的朋友们因为生理和心理发生巨大的变化，而容易出现暴躁、敏感、固执、多疑等，一旦有不良情绪的刺激，极易诱发抑郁症的出现。因此预防的第一个要点就是自我调节，保持平衡心态，有规律安排好个人生活。当出现难以避免的负面事件时，如丧偶、亲人离别、患病等，一定要做到正视现实，遇事镇静，以自身健康为重，切不可忧心如焚，从而诱发或加重更年期抑郁。

2. 饮食宜营养，忌刺激：在饮食上不可偏嗜，宜食用容易消化富于营养的食物，可多食用高钙高蛋白食品，如牛奶、豆浆、蛋以及新鲜蔬菜水果。而动物肝脏、猪瘦肉、鸡鸭血以及酸枣、红枣、赤豆、桂圆、糯米也有健脾益气以及养血安神的作用。需要注意的是更年期妇女不要吸烟以及饮用酒、咖啡、浓茶等刺激性饮料，这些容易导致抑郁症的出现。

3. 宜多交朋友，忌自闭：这个年龄的女性朋友需要面对的责任多，心理压力大，内心有许多烦闷却苦于无处诉说。因此更年期抑郁症第三个要点就是保持适当的社会接触，多与他人交流，多想些开心的事，保持良好的心态，不妨增加一些个人爱好，如养花、绘画、下棋等。

中医认为情志的过激是可以导致疾病的。人有七情，喜怒忧思悲恐惊，突然、强烈或者长久的情志刺激，超过了人体本身的正常生理，就会使人体气息紊乱，脏腑阴阳气血失调，从而引起疾病的发生。因此，抑郁会引起更多的身体症状，下面就根据不同的情况来说说对应调理方法，努力做个快乐、美丽的女人。

❧ 肝气郁结

郑女士，53岁，平时操劳比较多，大大小小事情都要反复考虑，进入更年期后，更加容易烦躁，乳房胀痛，喉咙里总觉得有点什么东西，咳不出来却又吞不下去，也就是出现了中医所说的梅核气，是因为气不顺而聚集在喉咙产生的。家人有时不理解，导致这位女士闷闷不乐，郁郁寡欢，这就是肝气郁结了。

女性进入更年期之后，会出现情绪波动、烦躁、易怒、失眠等症状，一般认为，这与更年期女性体内雌激素、孕激素的比例失调及缺铁、钙等有关。所以，这些"气儿不顺"的更年期女性最好注意，这些情况在中医看来属于肝气郁结。肝气顺了，心情就顺了，肝气郁结了，情绪就乱了。

方1 金橘萝卜饮

材料： 金橘5个，青萝卜1个，蜂蜜适量。

制作： 金橘洗净后去籽，捣烂；青萝卜洗净切丝榨汁；将金橘泥和萝卜汁混匀，放入蜂蜜，调匀即成。

食用方法： 上、下午分服。

中医详解： 金橘能够理气解郁、化痰止渴、消食，对妇女的经前乳房胀痛，早期急性乳腺炎的疗效极为显著；萝卜能够理气化痰。

中医小妙招

按摩调理

选取太冲、太溪、内关、期门四穴，每日按摩20分钟，以局部酸胀感为度，坚持一段时间，会有明显的效果。

❧ 肾虚肝郁

金女士，52岁，绝经3年，近半年来，经常腰背酸痛，走路稍远就感到两脚无力，而且常因家里小事动怒，难以控制的烦躁，晚上失眠多梦，胁部隐隐感觉到胀痛，专家分析说她的情况属于肾虚肝郁。

女性在绝经前后，肾气渐渐衰减，从而引起女性月经将断至绝经，生殖能力下降的正常生理衰退变化，但在这个衰退的过程中因为身体较差，或者工作和生活环境的剧变，外界的种种刺激等，使这种衰退失于平衡，阴阳失调，脏腑气血不相协调，因而出现一系列与肾气渐衰相关的症候，加之更年期会加重女性不良情绪，容易多虑，钻牛角尖等，这样的性格特点极容易导致肝气郁结，因此肾虚肝郁是更年期一个常见的表现类型。

方1 玫瑰山楂鹅肉汤

材料：鸡汤12碗，玫瑰花30克，山楂15克，鹅肉250克，生姜5片，精盐适量。

制作：将鹅肉洗净，放入沸水锅中焯透，捞出切块，备用；将玫瑰花、山楂装入纱布袋中扎口，连生姜一起放入锅中，在锅中注入鸡汤12碗，放入鹅肉，与药袋一起煮2小时至肉熟烂，捞起药袋，调味即可食用。

> **中医小妙招**
>
> 按摩头部
>
> 每日早中晚次按摩太阳穴和头顶正中的百会穴，并且用双手的食中指沿额角和头部正中线做由前向后捋按，次数不限。

食用方法：随三餐食用。

中医详解：鹅肉营养价值极高，是高蛋白、低脂肪、低胆固醇的肉类，有补虚益气、暖胃生津的作用，尤其适合冬天的食补需要；玫瑰花疏肝而不伤肝阴，尤其适合女性；山楂一方面使肉类容易炖烂，又可帮助消化，而且能够活血化瘀，可谓一举多得。这款汤品平补肾阴肾阳而兼疏肝理气，适合肾虚兼肝郁的更年期综合征。

保养小贴士：

1. 平时有慢性痼疾的女性最好不宜多食鹅肉，历代医家认为鹅肉会引发痼疾，可以用鸭肉来代替。

2. 多进行体育锻炼，如练习瑜伽、打太极拳等，对于心境平和有较大帮助，可以预防女性更年期抑郁的发生；增加文娱活动，多参加集体项目，加强人际交往，从而保持精神开朗、心情愉快。

3. 寻求家庭成员的支持，尤其丈夫和子女应了解女性在更年期的生理和心理特点，更多地给予支持和关爱。

绝经期后骨质疏松

尽早"养骨"，减少骨质疏松

随着女性年龄增长及绝经期的到来，很多女性都会患上绝经期后骨质疏松症。据统计资料表明，我国60～75岁老年女性骨质疏松率高达50%。绝经期后骨质疏松症的发病机理非常复杂，与激素、遗传、营养、年龄及免疫学等多因素有关。

骨质疏松会增加女性发生骨折的概率，而且对绝经后发生过骨折的女性来说还会增加再次发生骨折的风险。例如，曾发生过脊椎骨折的绝经女性，在第一次骨折后的1年里，再次发生脊椎骨折的风险为20%。绝经期后骨质疏松症主要由绝经后雌激素水平低落引起，特点是骨脆性增高，易于骨折，使女性的致残率和死亡率增加，是威胁到女性朋友健康和安全的危险因素，所以要尽早调理，减少骨质疏松的发生。

骨质疏松自我检测方法

1. 疼痛。这是最常见的症状。以腰背痛多见，占疼痛患者中的70%~80%。疼痛沿脊柱向两侧扩散，平躺或坐时疼痛减轻，站立时后伸或久立、久坐时疼痛加剧，日间疼痛轻，夜间和清晨醒来时加重，弯腰、运动、咳嗽、大便用力时都会加重。

2. 身长缩短、驼背。多在疼痛后出现。脊椎椎体前部骨质大多比较疏松，而且这个部位是身体的支柱，负重量大，容易压缩变形，使脊椎前倾，背曲加剧，形成驼背，随着年龄增长，骨质疏松加重，驼背曲度加大，致使膝关节挛拘显著。

3. 骨折。这是骨质疏松症最常见和最严重的并发症。

4. 呼吸功能下降，胸、腰椎压缩性骨折，脊椎后弯，胸廓畸形，可使肺活量和最大换气量显著减少，患者往往可出现胸闷、气短、呼吸困难等症状。

对骨质疏松症患者而言，这种病确实不能只靠打针、吃药。它是一种慢性病，是随着年龄增长而慢慢发生的。这种疾病的发生与我们缺少运动很有关系，千万不要小看了运动在防治骨质疏松症中的重要作用。人体的骨组织是一种有生命的组织，人在运动中会不停地刺激骨组织，骨组织就不容易丢失钙质，骨组织中的骨小梁结构会排列得比较合理，这样骨质疏松症性骨折的患病率就大大降低了。

中国人常常会说，瞧谁谁谁，年龄那么大了，身子骨还那么硬朗，真是福气……在日常生活中，"身子骨"的质量已经成为对中老年人健康的评判标准。它意味着什么？健硕、硬朗、灵活。"身子骨"并不是简单的文学修辞，其实道出了一个人体生理的秘密：身体健康，落点在"骨"上，所以防病祛病，最关键的切入点，在于"养骨"。

中医中药在治疗骨质疏松方面有独特的优势。中医学中虽没有"骨质疏松"这一病名，但根据骨质疏松在临床上表现的全身或腰背疼痛，易发生骨折，驼背等症状，一般将其归入中医"骨萎""腰背痛"的范畴。《医经精义》曰："肾藏精，精生髓，髓生骨，故骨者肾之所主也；髓者，肾精所生，精足则髓足，髓足者则骨强。"骨之强劲与脆弱是肾中精气盛衰的重要标志，肾中精气充盈，则骨髓生化有源，骨才能得到骨髓的滋养，骨强健有力。更年期肾气衰，肾精虚少，骨髓化源不足，不能营养骨骼而致骨髓空虚，而发生骨质疏松。所以要强健骨骼就要从补肾入手。

肾精不足

　　李女士，今年52岁，绝经3年，自绝经后感觉到全身骨头疼痛，腰膝酸软无力，面色发黑，动作越来越缓慢了，头发也掉得很厉害，经常出现耳鸣、健忘。这是典型的肾虚的表现。中医理论指出"肾主骨""腰为肾之府""肾其华在发"。意思是说肾的位置主要在腰部，主宰着人体骨骼的新陈代谢，肾气充足，人的头发就会乌黑油亮。由于李女士肾精衰退很明显，所以出现明显的腰膝酸软无力，全身骨骼疼痛等痛苦表现。面对自己这些衰老表现，李女士非常担忧和害怕。但中医专家安慰她，可以给予滋补肝肾、强筋壮骨的方法进行调理。经过一段时间的中医治疗和药膳调理，李女士感觉又仿佛回到了从前。

　　肾精不足是肾精亏损的症候，更年期就是一个肾精逐渐衰退的过程，因此如果不注意调养会出现比较严重的症状。

方1 黑芝麻粟米粥

材料： 黑芝麻20克，板栗50克，粟米150克，陈皮10克，精盐适量。

制作： 黑芝麻洗净晒干，入锅，微火炒至微黄，发出香味，研成细末，备用；将粟米淘洗干净与板栗、陈皮一起放入砂锅加水8碗煮沸后，改用小火煨煮成黏稠粥，调入黑芝麻细末，拌合均匀，调味即成。

食用方法： 随三餐食用。早晚分食。

中医详解： 黑芝麻具有补肝肾、润五脏、益气力、长肌肉、填脑髓的作用，可用于治疗肝肾精血不足所致的眩晕、须发早白、脱发、腰膝酸软、四肢乏力、便秘等病症；板栗能够养胃健脾、补肾强筋，在滋补方面，可与人参、黄芪、当归等媲美，是不可多得的一味"良药"；粟米补养脾胃，有利于营养物质的吸收；陈皮气味芳香，长于理气，能行气宽中，又善于燥湿化痰，还能健脾开胃，粥中加入少量陈皮，可使补而不腻。适合于更年期人群出现骨骼疼痛、腰背酸痛等肾虚证的骨质疏松者。

中医小妙招

养肾精按摩法

方法：在下丹田的位置可两手交叠，用手掌心的劳宫穴按揉。把手掌劳宫穴对准下丹田，整个手掌覆盖肚脐（神阙穴）和脐下3寸关元穴之间，整体按摩120下（顺时针按摩60下，逆时针按摩60下）。同时，还要按揉命门穴（命门穴和肚脐相对应，在人体的后背上，肚脐相对的正后方），方法同按摩下丹田，也是两手交叠，用手掌心劳宫穴按揉命门穴，同样也是按摩120下（顺时针按摩60下，逆时针按摩60下）。

每日早晨和晚上各按揉1次，每次按揉120下以后，下丹田和命门穴会发热、温暖。按揉下丹田属于练功的一种方法，最适宜时间为下午5点到晚上7点。

保养小贴士：

肾亏的发生是一个逐渐积累的过程，冰冻三尺非一日之寒，要在一夜之间、几日之内解决肾亏问题是不可能的。因此，补肾不能急功近利。动物肉类、鸡蛋、骨髓、黑芝麻、樱桃、桑葚、山药等都有不同程度的补肾功效，不妨常服。

脾肾气虚

史女士，49岁，停经3个月，自停经后，开始出现腰部、下肢酸痛，早上起床疼痛明显，活动后减轻，精神疲倦，四肢没有力气，身体怕冷，不想吃饭，有时头晕，吃完饭后觉得腹胀，早上大便稀烂。这是属于脾肾两虚证。脾虚则表现出精神疲倦，四肢没有力气，食少腹胀；肾虚则骨节疼痛，腰膝酸痛，身体怕冷，像这种情况就要补益脾肾。

脾肾气虚就是脾肾两脏阳气亏虚的症候。更年期肾脏渐渐虚损，损及脾脏而形成脾肾两虚的病症。

方1 参戟炖乳鸽

材料：高丽参5克，巴戟天10克，乳鸽1只；精盐、味精、姜、葱、黄酒适量。

制作：将乳鸽宰杀，除去毛和内脏，洗净，放入盅内，加水3碗，再加入切成片的高丽参和巴戟天，隔水炖2小时，调味即可食用。

食用方法：早晨空腹食用，效果比较好。

中医详解：高丽参有大补元气、生津安神等作用。日本和韩国学者经研究发现，高丽参在预防糖尿病，动脉硬化，高血压病等方面有明显效果，高丽参还有抗癌，控制疾病，促进血液循环，防止疲劳，增强免疫力等方面的功效；鸽肉甘温，滋补肝肾，益气壮阳，肉质鲜美，肥而不腻，补而不热，营养丰富；巴戟天能补肾助阳，

中医小妙招

通周辅助法

方法：采用高位撑的体态，在沙发扶手、桌子、床头等两尺高以上的地方均可以习练，开始只做简单的机械运动，不管呼吸，不加意念，待两臂感到微酸、累的时候，开始加意念并配合呼吸。身体向下时吸气，用全身的毛孔往里吸，要吸满。起身时，双手支住身体，全身放松，不要急于做连续动作。在支起的过程中休息一会儿，起身时呼气，意想体内的真气顺尾闾往上走，经督脉，百会降入下丹田、会阴。连续撑一阵后放松站立一会，安神定志3分钟即可。

强筋壮骨，祛风除湿。本药膳适合于脾肾气虚引起骨质疏松症见腰膝酸软，身体怕冷，小便失禁等不适表现。

保养小贴士：

1. 参戟炖乳鸽不适宜于阴虚火旺的女性患者。
2. 对骨质疏松症比较有意义的锻炼方法是散步、打太极拳、做各种运动操，有条件的话可以进行游泳锻炼。晒太阳与运动锻炼开始时时间可短，然后慢慢增加，延长锻炼时间。吃菜不应挑食，应该吃低盐、清淡膳食，注意营养要丰富。每日应保证1瓶牛奶。

如何预防萎缩性阴道炎

萎缩性阴道炎过去称为老年性阴道炎。多发生在绝经前后的妇女，主要原因是卵巢功能衰退，雌激素水平降低，阴道环境缺少雌激素支持发生改变，抵抗力下降，而发生的炎症。表现为阴道分泌物增多及外阴瘙痒、灼热感，白带稀薄，呈淡黄色，偶尔还会有点滴出血或血样脓性白带，有时会感到下腹坠痛及阴道灼热；炎症如果累及至尿道口，常会出现轻度尿频、排尿不尽或排尿终末滴尿，有乳白色黏液分泌；若病程太长，会伴有头晕、疲乏、无力、失眠等神经衰弱症状。

中医认为，本病的发生和肝肾亏虚关系密切，比如不注意饮食，过度劳累，经常熬夜，烦躁易怒，或担心惊恐等都可以损伤肝肾而发生老年性阴道炎。总的来说，本病是由于年老体衰，精血亏损，肝肾阴虚，外阴失去滋养所导致。

平时要特别注意自我护理，讲究卫生，出现炎症的时候不要用热水烫洗外阴来解一时之痒，这样会使外阴的皮肤干燥粗糙，反而会更加瘙痒。清洗外阴要用温水，不要用肥皂等刺激性强的碱性清洁用品，可以在清洗的温开水中加入少许食盐或者食醋。选用宽松舒适的内裤，勤换洗。外阴不适的时候不要乱用药物。

湿热下注

吴女士，49岁，绝经前后情志异常，经常无缘无故发脾气，此后出现外阴瘙痒，带下量多、色黄、质稠、有腥异味，口干口苦，心烦，两胁肋部胀痛，小便黄。中医检查后说吴女士的病与绝经前后内分泌失调有关，中医认为是肝经湿热在下注，导致出现带下色黄、量多、质稠等，湿热往上走，就会出现心烦、口干、口苦等症状，吴女士经过中医辨证治疗和食疗调理后身体很快好转。

方1 莲子薏苡仁煮蚌肉汤

材料：莲子60克，薏苡仁15克，蚌肉120克，生姜、油、精盐、鸡精适量。

制作：将莲子去皮、去心；蚌肉洗净，切成薄片；生姜切片，备用。烧起铁锅，放油后爆炒生姜片刻，放入蚌肉片，炒5分钟，盛入瓦锅中，再投入洗净的薏苡仁、莲子，加入6碗水，煮沸后改文火煮1小时，调味即可食用。

食用方法：随三餐食用。

中医详解：蚌肉可滋阴养肝，清利湿热，治疗带下；莲子益肾涩精止带，滋补元气。适用于更年期妇女出现外阴瘙痒，阴道分泌物量增多，阴道或尿道灼热感，伴睡眠不安等。

方2 苓芍椿皮饮

材料：椿白皮20克，土茯苓30克，赤芍药10克，红糖适量。

制作：将洗净的以上材料放入瓦锅中，加清水6碗，煮沸后改中火煎煮20分钟，去渣取汁，代茶饮用，每日1剂。

食用方法：白天频服。

中医详解：椿白皮能除热燥湿，涩肠止血杀虫，治崩漏带下；土茯苓治带下，健脾安神；赤芍药可行瘀，止痛，凉血，消肿。对下焦湿热、阴道涩痛、带下量多色黄者尤佳。

方3 车前败酱饮

- **材料**：车前草15克，败酱草15克，猪膀胱1个，生姜3片，精盐适量。

- **制作**：将猪膀胱洗净，除去异味，与洗净的车前草、败酱草、生姜片一起放入锅中，加水5碗，煮沸后改中火，煎煮25分钟，取药汁，代茶饮，每日1剂。

- **食用方法**：白天频服。

- **中医详解**：车前草具有清热利湿排尿、祛痰止咳、清肝明目、除湿痹的

中医小妙招

中药外洗法

　　将苦参30克，黄柏30克，蛇床子30克，土荆皮30克，放入锅中，加水2 500毫升，武火煮沸后改中火煎煮15分钟，取出药液，先蒸熏外阴，待水温合适后泡洗阴部，每次20分钟，每日1次。

作用，《本草纲目》认为，久服车前草能轻身耐老；败酱草能祛除五脏邪气、清热解毒、消痈排脓，经常服用安心益气，精神饱满，轻身耐老，耐饥饿和耐寒，增强体力；猪膀胱入膀胱经，配合以上药物，起到引经作用。本药膳适合于萎缩性阴道炎属于湿热下注型，见白带量多、外阴瘙痒的女性。

🍃 肝肾阴虚

　　邓女士，55岁，绝经10年余，绝经以来时觉阴道干涩，但阴道分泌物量不多，近1个月来出现外阴瘙痒，晚上更厉害，头晕眼花，心烦口干，潮热汗出，手足心发热，腰部酸软。从上面的症状来说，患者绝经后，肾精已经不足了，导致精血不足、肝肾阴虚。肝肾阴虚不能濡养外阴而作痒。

方1 淮萸二苓粥

材料：山萸肉10克，山药30克，猪苓10克，大米150克，精盐适量。

制作：将洗净的山萸肉、山药、猪苓三味食材装入布袋中，放入锅中，加水5碗，煮沸后改文火再煮20分钟，捞起布袋，留下药汁，倒入洗净的大米，共煮成粥调味食用。

食用方法：随三餐食用，每日1～2次，连服2周。

中医详解：山药味不燥不腻，具有健脾补肺、益胃补肾、固肾益精、聪耳明目、助五脏、强筋骨的作用；山萸肉具有补益肝肾，涩精固脱的作用；猪苓可治疗妇人带下。适于带下增多或不多，色白或色黄，外阴干涩疼痛，灼热，腰膝酸软，头晕目眩，心慌心悸，潮热汗出的女性。

中医小妙招

桑葚枸杞菊花饮

将桑葚子10克，枸杞子9克，菊花15克，一起放入茶壶内，加煮沸的开水，浸泡15分钟，倒出茶汁频频饮用。该茶饮能滋补肝肾，生津解渴，适合现在比较干燥的冬季饮用。